Jutta Suffner
Gesund sterben, das ist möglich!

Jutta Suffner

Gesund sterben, das ist möglich!

Mit Information als Medizin in die chronische Gesundheit

Telemach-Verlag

Bibliografische Information der Deutschen Nationalbibliothek
Die Deutsche Nationalbibliothek verzeichnet diese Publikation in der Deutschen Nationalbibliografie; detaillierte bibliografische Daten sind im Internet über http://dnb.d-nb.de abrufbar.

1. Auflage

Königsberger Str. 16, 55218 Ingelheim am Rhein

Lektorat: Deniz S. Özdemir, Mainz
Umschlaggestaltung: Nadine Nagel, Mainz
Illustrationen: Eileen Boogen, Bingen am Rhein (S. 15, 17, 23, 30, 34, 44, 47, 85, 90, 101, 103, 126, 168), Nadine Nagel, Mainz (S. 61, 62, 63, 83)
Stock-Fotografie: TothGaborGyula (Real Schneeflocken Makro, S. 25), @pixel1 (Old Wall Crank Telephone, S. 120)
Fotos: Hilde Suffner (S. 118), Ulrich Hebel (S. 122)
Autorenfoto: Ramona Petrolle Photography, Lübeck
Satz und Layout: Deniz S. Özdemir, Mainz
Druck und Bindung: MCP, Marki, Polen

ISBN: 978-3-98641-040-7

www.telemach-verlag.de

Inhaltsverzeichnis

Vorwort

Ein herzliches Willkommen und Glückwunsch zu Ihrer Entscheidung, den Weg in die chronische Gesundheit zu starten. Eine Frage vorab: Haben Sie das Buch *wegen* oder *trotz* des Titels erworben?

Hat Sie der Titel verwirrt, getriggert oder ... haben Sie gedacht: »Was soll das denn? Was bildet die sich eigentlich ein?« Seien Sie ehrlich. Gesund sterben steht nicht auf Ihrem Plan. Warum eigentlich nicht? Sie sind doch gesund zur Welt gekommen (hoffe ich zumindest).

Warum also nicht die Möglichkeit in Betracht ziehen, auch gesund zu sterben? Ich gebe zu, auch wenn Sie gesund sterben, sind Sie definitiv tot. Das ist sicher. Jedoch macht es einen Unterschied, wie Sie zuvor durchs Leben gegangen sind. Dabei chronisch gesund zu sein, ist meines Erachtens tatsächlich die bessere Option, als chronisch krank zu sein.

Ich durfte diese *Option* erst in meinen Dreißigern kennenlernen. Bis zu diesem Zeitpunkt richtete sich mein Fokus auf die Frage: »Wie werde ich gesund?« Doch eigentlich sollte man sich eher fragen: »Warum werde ich bzw. warum werden die Menschen überhaupt krank?« Letztere stellte ich mir allerdings erst, als ich mit einer Herzmuskelentzündung auf der Intensivstation lag und keinen Ton mehr sagen konnte.

Genau davon werde ich Ihnen im Folgenden erzählen. Ich möchte Ihnen von meinem eigenen Lebens- und Bewusstseinswandel berichten, der sicherlich nicht wirklich einfach verlief, jedoch das Beste war, was mir passieren konnte – wie sich im Nachhinein herausstellte. Wie sagte mein Opa immer: »Kind, du verstehst das Leben nur rückwärts.« Wie recht er damit hatte.

Außerdem durfte ich damals erkennen, dass die *Information* an sich mein Schlüssel, meine Medizin für die chronische Gesundheit ist. Vielleicht ist es nach der Lektüre dieses Buches auch Ihr Schlüssel. Ich würde mich sehr darüber freuen.

Wundern Sie sich bitte nicht, warum ich manchmal sehr direkt in meinen Aussagen bin. Denn eines durfte ich in den letzten Jahren erkennen: Oft bedarf es einer sehr klaren Sprache, damit Frau oder Mann etwas ändert. Glauben Sie mir, ich spreche aus Erfahrung. Ich selbst war der größte Sturschädel, der auf diesem Planeten herumlief. Es bedurfte täglicher mehrmonatiger Telefonate und *gutem Zureden* von Freunden und Therapeuten, bis es bei mir *Klick* gemacht hat und ich begriff, dass ich endlich etwas ändern muss. Genau auf diese Reise möchte ich Sie jetzt mitnehmen. Los geht's!

Hinweis:

Aus Gründen der besseren Lesbarkeit wurde in diesem Buch bei Personenbezeichnungen und personenbezogenen Hauptwörtern die männliche Form (das generische Maskulinum) verwendet. Sämtliche Angaben beziehen sich jedoch selbstverständlich auf Angehörige aller Geschlechter.

Warum es dieses Buch geben sollte …

Vorab sei gesagt: Was Sie jetzt lesen, gibt es eigentlich gar nicht – zumindest nicht in dieser Form. Es ist jetzt etwas über 20 Jahre her, als ich mal in Erwägung zog, diese Welt zu verlassen. Aber nicht in der Form, die Ihnen jetzt bestimmt spontan dazu einfällt (oder mindestens der Mehrheit von Ihnen).

Nein, das passierte, weil die Jutta, von der ich jetzt noch mehr erzählen möchte, einfach nicht hören wollte. Sie wissen wahrscheinlich schon, von wem ich spreche? Genau, ich selbst habe damals nicht auf mein Herz gehört. Im wahrsten Sinne des Wortes. Meine Arbeit und mein Hobby, die Musik, waren damals alles für mich. Als mich dann aber ein Virus lahmlegte, dachte ich als Erstes, dass ich das schon hinbekomme. Mein Herz sagt aber dazu: »Nein, liebe Jutta, jetzt hörst du endlich mal auf dich«, und legte mich mit einer Herzmuskelentzündung flach, und zwar so richtig. Wenn man fast ein Jahr lang im Bett liegt, keine Treppe mehr hochgehen kann, dann fängt man schon mal an zu überlegen: »Warum eigentlich das Ganze? War es das jetzt?«

Langer Rede kurzer Sinn … ich bin ja noch da. Mit dem *Abhauen* hat es also nicht funktioniert. Scheinbar hat die Welt dann doch noch andere Dinge mit mir vorgehabt, wie zum Beispiel dieses Buch zu schreiben oder meine Blaubeerenfirma zu gründen, sodass Sie alle chronisch gesund werden und/oder bleiben. Somit bin ich sehr dankbar – natürlich auch besonders mir selbst – dass ich mich entscheiden konnte, einen neuen Weg zu gehen. Ein großes Danke geht somit selbstverständlich auch an meinen Körper.

Aber warum habe ich mich dazu entschieden, gerade JETZT dieses Buch zu schreiben?

Die Informationsflut, die uns momentan überrollt, hat sich regelrecht zu einem *Tsunami* von Informationen entwickelt. Mit Informationen meine ich die tagtägliche *Bestrahlung* unserer Sinne: durch Nachrichten, Rundfunk und Fernsehen, Handy, YouTube und so weiter. Dazu kommen noch E-Mails, die beantwortet werden *müssen* (und das am besten schon gestern). Nirgendwo gibt es einen Ort, an dem *Tonstille* herrscht, nicht einmal auf dem *stillen Örtchen.* Selbst auf dem Autobahn-WC wird man mit Werbung oder unterschwelliger Musik *zugedröhnt.*

Ruhig einkaufen? Nicht möglich. Die Musik, die dort regelrecht *angewendet* wird, ist abgestimmt auf die Kaufkraft und -lust der Menschen. Ist Ihnen schon einmal aufgefallen, dass in einer Damenkonfektionsabteilung andere Musik läuft als in einer Kinderabteilung? All dies hat einen Sinn, wie ich im Folgenden näher erläutern werde.

Haben Sie sich schon einmal Gedanken gemacht, wo all diese **Informationen**, die Sie über Ihre Sinne wahrnehmen (bewusst oder unbewusst) letztendlich bei Ihnen landen? Wo sie verarbeitet werden und was diese in Ihrem Körper an Positivem oder Negativem bewirken können?

Im Rückblick auf mehr als 30 Jahre im Gesundheitssystem stelle ich mehr und mehr fest, dass diese Informationsflut auf unsere Sinne ebenso einen massiven Einfluss auf unsere Gesundheit hat. Genauer gesagt ist sie ausgeprägter als uns bewusst ist. Zu all den Einflüssen von außen gesellt sich dann noch ein weiterer wichtiger Punkt, nämlich die **Selbstinformationen**.

Dabei handelt es sich um die Informationen, die wir uns selbst im Inneren, manchmal aber auch für Außenstehende hörbar, vermitteln (wie beispielsweise »Ich Esel … meine Güte, bin ich doof!«) und die, die den Patienten und Klienten zum Beispiel durch Therapeuten mitgeteilt werden (wie beispielsweise »Liebe Frau Müller, Sie sind unheilbar krank und haben noch vier Wochen zum Leben. Leider kann man in diesem Falle nichts mehr für Sie tun«).

Welcher Film läuft wohl in dem Kopf der Patientin nach dieser Aussage wohl ab? Chaos, Panik, Angst, das ist ganz natürlich. Doch eines hat einen noch gravierenderen Effekt: Das chemisch-hormonelle Chaossystem wird hier angeregt – wenn Sie wüssten, wie sehr, dann würden Sie sich vor Schreck verkriechen. Das Schlimme dabei ist, dass dies verheerende Auswirkungen haben kann, da die Menschen regelrecht in einen Angstmodus versetzt werden. Dabei ist Angst immer ein sehr schlechter Begleiter, insbesondere für Ihr Immunsystem.

Addieren Sie zu dem Ganzen noch die Informationen aus dem *Netz.* Denn man *googelt* alles und nichts, um sich einen Überblick zu verschaffen. Unabhängig davon, ob es sich um eine medizinische Diagnose handelt oder um den Kauf eines neuen Familienautos. Dazu kommt noch die alltägliche Geräuschkulisse: Das Handy klingelt und piept 24/7. Wir empfangen SMS und Nachrichten per WhatsApp, Storys von Facebook und Instagram. Ständig stehen wir unter Strom, um ja nichts zu verpassen.

Wo bleibt hier die Ruhe? Wann können wir abschalten?

Ich selbst bin ich in einer harmonischen Welt in den Mittsechzigerjahren aufgewachsen – ohne Handy. Zum Telefonieren ging es in ein separates (Kinder-)Zimmer und, wenn ich mehr als zehn Minuten am Telefon verbrachte (man beachte: ein Wählscheibentelefon mit Kabelanschluss), kam mein Vater herein, klopfte auf seine Uhr und sagte: »Kind, du weißt, es ist teuer. Sprich nicht so lange!«

Informationen (dosiert und fast immer von den Eltern ausgewählt) nahmen wir – wie selbstverständlich – aus Büchern, die ich beispielsweise regelrecht verschlungen habe.

Unter der Woche wurde um 19 Uhr der Fernseher angeschaltet (zunächst noch in schwarz-weiß) und nach dem *Sandmännchen* ging es ins Bett. Samstagnachmittags durften wir *Lassie*, *Flipper* oder *Fury* und abends gemeinsam mit Limonade und Keksen die eine oder andere Familiensendung anschauen. Ab Mitternacht gab es nur mehr ein Testbild auf dem Schirm und somit folgte die *Zwangsnachtruhe*. Spätestens dann durfte sich unser Gehirn endlich entspannen und ausruhen. Allerdings lagen mein Bruder Burkhard und ich ab und zu spätabends auch noch oben auf der Treppe. Denn von dort aus konnte man genau in den Fernseher schauen. Das haben unsere Eltern aber nie mitbekommen.

Die Informationsentnahme aus der Musik bestand grundsätzlich aus Radiohören und dem Hören von Kassetten mit Märchen oder anderen kindgerechten Inhalten vom Kassettenrekorder. Beliebte Songs konnte man selbst damit aufnehmen und auf einem anderen Rekorder wieder abspielen. Der wöchentliche (Kinder-)Chorbesuch und die Musikschule mit Gitarrenunterricht gaben uns die Möglichkeit, selbst in die Musik abzutauchen.

Bewegung stand auf der Tagesordnung. Sowohl mein Bruder als auch ich gingen entweder zu Fuß zur Schule oder fuhren mit dem Rad.

Chauffeur Papa stand höchstens samstags mal zur Verfügung. Das war dann aber ein Highlight.

Dies sind nur einige Beispiele aus meiner alles in allem ruhig verlaufenden, aber dennoch informationsreichen Jugend. Ehrlich gesagt bin ich sehr glücklich, in einer Zeit aufgewachsen zu sein, in der man sich beispielsweise nur einmal verabredete und zu gegebenem Zeitpunkt dann auch vor Ort war (oder sich auch manchmal verpasste!); ohne ständig per WhatsApp oder SMS mitteilen zu müssen, dass man noch im Stau steht, auf dem Klo sitzt oder sonst noch dringende Selfies versendet werden müssen, da ansonsten vielleicht doch die Welt untergeht. Was dabei wirklich *irre* ist: Ich habe es trotzdem – oder gerade deshalb – überlebt.

Kapitel 1
Mythos Information – was steckt wirklich dahinter?

Ehrlich gesagt hatte ich mir zu dem Thema **Information** bisher nie besondere Gedanken gemacht. Das Wort *Information* war für mich immer ein abstrakter Begriff. Es handelte sich dabei halt um Mitteilungen, die ich gelesen bzw. über meine Sinne aufgenommen habe. Wenn ich so zurückdenke und mich beispielsweise damals im Krankenhaus mit *meiner Herzmuskelentzündung* liegen sehe, so habe ich die Informationen, die man mir damals gab, nicht einmal hinterfragt, sondern einfach nur aufgenommen. Na ja, ich habe es einfach hingenommen: Medikamente ein Leben lang nehmen, Sport treiben auf keinen Fall, Stress bitte herunterschrauben. Ich habe mich damals nie gefragt, was die Informationsflut in mir, in meinen Zellen oder sogar in meinem Zellbewusstsein wirklich bewirkt hat.

Groß geworden bin ich in der Schulmedizin und dafür bin ich sehr dankbar, denn hier wird tatsächlich Großartiges geleistet. Die Notfallmedizin beispielsweise ist ein unverzichtbarer Teil unseres Lebens und unserer Gesellschaft. Aber irgendwie wurde mir bereits während meiner Ausbildung vor meinem Studium, nämlich in der Radiologie, schon beigebracht, dass ich Diagnosen nicht hinterfrage, sondern einfach hinnehme. Inzwischen ist das jedoch für mich undenkbar. Der Wandel scheint allerdings in Sichtweite. Immer mehr Ärzte und Therapeuten machen sich in mühevoller Detektivarbeit auf die Suche nach dem Grund und dem *Warum* der Erkrankung Ihrer Patienten.

Damals, im Jahr 1985, hatte ich das große Glück, in einem großen radiologischen Strahleninstitut, zu dieser Zeit mit das größte seiner Art in Deutschland, eine Ausbildung zur MTRA (Medizinisch-technische Radiologieassistentin) absolvieren zu können. Dabei ging es um Apparatemedizin, Mammografie (Röntgenuntersuchung der weiblichen Brust), CT (Computertomografie), MRT (Magnetresonanztomografie) sowie Angiografie (Untersuchung von Blutgefäßen), grundsätzlich also um verschiedene Röntgenverfahren. Die Patientinnen (es waren zumeist weibliche, da es sich fast immer um Patientinnen mit einem Mammakarzinom, also Brustkrebs, handelte) wurden durch eine regelrechte Maschinerie geschleust. Das war aber für mich damals *normal* und zur Abklärung eines Befunds oder Verdachts mit Sicherheit auch sehr sinnvoll.

Heute schaue ich mit etwas Abstand auf meine damalige Zeit und bekomme das *kalte Grausen*, wenn ich darüber nachdenke, wie mit den Frauen kommuniziert wurde. Was und in welcher Weise mit ihnen geredet wurde (oder eben nicht). Die Ärzte und Therapeuten waren fachlich top, die Besten ihres Faches. Die Kommunikation und die Wortwahl, wie mit den Patientinnen umgegangen wurde, war jedoch ausbaufähig.

Dazu eine Geschichte: Eine circa 25-jährige Frau, also eine junge Patientin, kam zur Mammografie. Diese Art der Untersuchung an sich ist ja schon mehr als nicht naturgemäß und kann äußerst schmerzhaft sein. Als die Bilder fertig waren, wurde sie zum Radiologen hereingerufen, der ihr erklärte, dass *nur* ein *unklarer Herd* zu sehen sei. Der Radiologe war im Übrigen ein Meister seines Faches. Die Augen der Patientin füllten sich mit Angsttränen, die ich regelrecht spüren konnte. Das Blut stockte in ihren Adern, sie konnte kaum sprechen und ich merkte genau, wie ihr junger Körper erstarrte. *Nur* und *unklarer Herd*, diese beiden Worte hatten die junge Frau in Alarmbereitschaft versetzt. In ihrem Kopf schwirrten Gedanken herum von Bestrahlung, Chemotherapie, Tumor etc., OHNE, dass der Arzt weitergehende Informationen liefern konnte (sie hat es mir nachher berichtet, als wir unter uns waren). Nicht unbedingt die beste Art der Unterstützung, die sie gerade jetzt benötigte. In diesem Fall ist ein funktionierendes Immunsystem, ein klarer und wacher Verstand und ein stabiler Parasympathikus (Ruhenerv) bitter notwendig, der ihr »Hey, das bekommen wir gemeinsam hin« signalisiert.

Der hochkompetente Arzt war sich der Wirkung seiner Worte mit Sicherheit nicht bewusst und folgte dieser Aussage auch in einem ruhigen Ton. Aber genau hier dürfen wir alle bei der Ausbildung unserer Therapeuten ansetzen. WIE und WAS wir sagen, kann entscheidend sein und hat immense Auswirkungen auf unsere Billionen von Zellen.

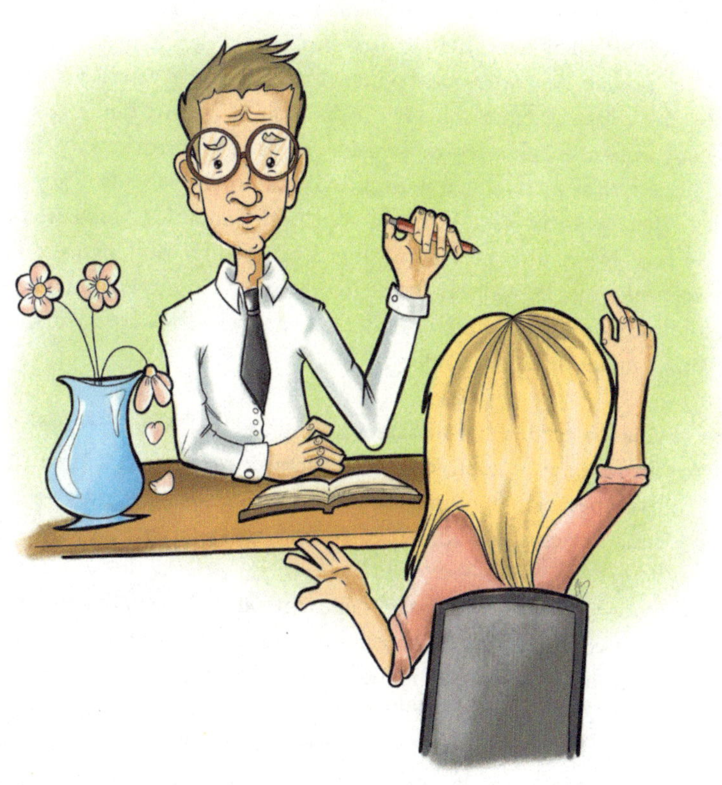

Haben Sie sich schon einmal Gedanken gemacht, was *Information* wirklich bedeutet? Was wird hier *übermittelt*? Wird vielleicht etwas IN DIE FORM gebracht? Bedeutet das, dass alles, jede Informationsübermittlung, einer bestimmten Grundordnung unterliegt? Kommen wir vielleicht alle mit einer Grundordnung, einer Grundinformation, in jeder unserer Billionen von Zellen zur Welt? Heißt das, dass – wenn wir auf die Welt kommen – alles in dieser Ordnung ist und damit völlige Gesundheit vorliegt? Das bedeutet doch im Umkehrschluss, dass Krankheit ein *aus der Ordnung geratenes* System ist, bedingt durch äußere Einflüsse wie Viren, Bakterien, Angst etc.

Vor einiger Zeit hatte ich die Möglichkeit zu dem Thema *Ordnung* mit einem wundervollen Arzt, Dr. Andres Bircher, in der Schweiz zu sprechen. Vermutlich *kennen* Sie alle seinen Großvater! Er war der *Erfinder* des Bircher Müslis. Sein Sohn Dr. Andres Bircher führt heute das Lebenswerk seines Großvaters weiter, die sogenannte Ordnungstherapie. Diese besagt, dass »jede therapeutische Maßnahme, welche dazu angetan ist, das Gleichgewicht aller Vorgänge der natürlichen Ordnung wiederherzustellen, die natürliche Heilungskraft unterstützt. Wir nennen dies Ordnungstherapie. Periodisch erscheinende Symptome zeigen, dass eine Krankheit chronisch ist und dass der Körper keinen Weg zurück zur Ordnung, zur Gesundheit, findet«.[1]

Doch schauen wir zunächst nach der Definition des Wortes *Information*: **Information** ist das Wissen, das ein Absender einem Empfänger über einen Informationskanal vermittelt. Sie kann dabei die *Form von Signalen oder eines Codes* annehmen. Der Informationskanal ist in vielen Fällen ein *Medium (Buch, Fernsehen, Mensch, Musik).*

Information kann bewusst als Nachricht oder Botschaft von einem Sender an einen Empfänger übermittelt oder *auch unbewusst transportiert* werden sowie durch die Wahrnehmung von Form und Eigenschaft eines Objekts auffallen. Sie erhält ihren Wert durch die Interpretation des Gesamtgeschehens auf verschiedenen Ebenen durch ihren Empfänger. Sender oder Empfänger können nicht nur Menschen, sondern auch (höherentwickelte) Tiere oder künstliche Systeme (wie Maschinen oder Computer bzw. Computerprogramme) sein.[2]

Wie aber werden all diese Informationen, die wir über unsere Sinne aufnehmen, verarbeitet? Wo werden sie gespeichert? Werden sie überhaupt gespeichert oder gehen sie einfach zum einen Ohr hinein und zum anderen Ohr wieder raus?

Kann es sein, dass all diese Informationen mehr Auswirkungen auf unseren Körper, unsere mentale, psychische und physische Gesundheit haben als ursprünglich gedacht?

Alles ist Information: Angst, Freude und Trauer. All das sind Informationen, die unsere Zellen im wahrsten Sinne des Wortes IN DIE

FORM bringen. Nur ist die Frage: Wie? Es kann natürlich eine *gute Form* sein, wie Freude, oder aber eine *schlechte Form*, wie Angst oder Trauer.

Überlegen Sie einmal: Mit wie vielen Informationen werden wir pro Tag über unsere Sinne *gefüttert*?

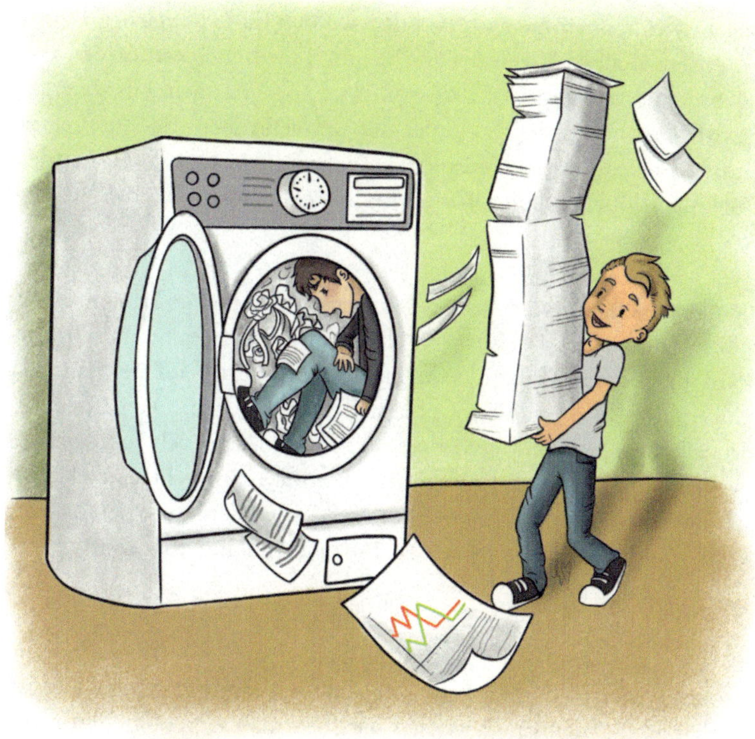

Dabei gilt es – wie gesagt – zwischen der bewussten und der unbewussten Aufnahme zu unterscheiden. Mit *unbewusst* meine ich die *unterschwellige Musik*, die in einer Damenkonfektionsabteilung läuft und Sie unbewusst zum Kauf des einen oder anderen Modeteils motivieren soll. Auf einmal haben wir dann Kleidungsstücke in unserer Einkaufstasche und fragen uns nur noch, wo die denn eigentlich herkommen. Das ist das Ergebnis von Informationsbeeinflussung durch unterschwellige Musik.

Stellen Sie sich einmal drei Personen im Vergleich vor: eine Person, die in der Nachkriegszeit ohne Fernsehen und Radio groß geworden ist, eine Person, die in den Sechzigern ihre Kindheit erlebt hat, und eine Person, die im Jahre 2000 geboren wurde.

Welchen Informationen wurden und werden diese Menschen ausgesetzt? Unsere Zellen platzen regelrecht durch die heutige Informationsflut, den digitalen Wahnsinn. Dafür sind sie aber gar nicht ausgestattet. Stichwort: *Digitale Demenz*. So lautet der weitverbreitete Buchtitel eines bekannten Professors für Neurologie, Prof. Spitzer. Der Untertitel des gleichnamigen Buches lautet *Wie wir uns und unsere Kinder um den Verstand bringen.*[3]

Meinen ersten Computer bekam ich, damit ich meine Diplomarbeit schreiben konnte. Das Teil war so groß wie mein halber Schreibtisch. Die Diplomarbeit meines Bruders hatte meine Mutter noch auf der Schreibmaschine abgeschrieben. Können Sie sich das vorstellen? Da wurden die Gehirnzellen noch richtig gefordert und man musste sich fokussieren. Denn wenn man einen Fehler machte, konnte man nicht einfach mal schnell die *Delete-Taste* betätigen. Hier hieß es: Papierbogen heraus und die komplette Seite erneut schreiben. Für unsere Kinder ist das heutzutage (leider) unvorstellbar.

Wir gehen immer davon aus, dass unser Gehirn nur die Schaltzentrale aller Informationen ist und die Signalverarbeitung erst dort erfolgt. Das ist natürlich korrekt, denn hier werden die Informationen aufgenommen, verarbeitet und weitergeleitet. Doch diese Informationen (in Form von Gedanken und Gefühlen) müssen ja irgendwie unser Gehirn erreichen.

Wussten Sie, dass Sie in Ihrem **Wunderwerk Körper** 5,8 Millionen Kilometer Nervenbahnen besitzen?[4] Das ist doch der Wahnsinn. Bis Sie die mit dem Zug abgefahren haben … da stellen Sie sich mal vor, wie viele Informationen hier weitergereicht werden!

Kann es jedoch auch sein, dass wir Informationen auch mit anderen Organen wie beispielsweise dem Herz aufnehmen? Seien Sie gespannt. Das Seepferdchen erzählt Ihnen hierzu später mehr.

Mein wertvoller TIPP für Sie:

Wählen Sie aus, welche und wie viele Informationen Sie gleichzeitig zulassen, um Ihren *Nervenzug* nicht überzustrapazieren. Es lohnt sich: ENTWEDER auf Ihr Handy zu schauen ODER zu lesen ODER TV zu sehen. Ihr Gehirn wird es Ihnen danken. Denn wir Menschen können tatsächlich immer nur eine Information verarbeiten.

Außerdem kann folgendes sehr hilfreich sein: Erstellen Sie eine Liste der Dinge, die Sie noch abarbeiten *müssen*. Somit bleibt der Überblick erhalten und am Abend erfreuen Sie sich aller Ihrer *durchgestrichenen* Aufgaben.

Kapitel 2
Wasser – die Basis allen Lebens und unser größter Informationsspeicher

Hierzu beginne ich mit einer Geschichte einer lieben Dame im Alter von 80 Jahren. Ihre Tochter rief mich eines Tages ganz aufgeregt an: »Meine Mutter musste ich heute per Notarzt in die Klinik einweisen.« Ich versuchte die aufgelöste Tochter zu beruhigen und fragte nach dem Grund der Einweisung, da ich sie erst Tage vorher noch munter am Telefon gesprochen hatte. »Sie war wie abwesend und sagte, sie fühle sich so matt. Da habe ich Angst bekommen und sie eingewiesen. Jetzt liegt sie im Krankenhaus in der neurologischen Abteilung.« Da ich einen guten Draht zu dieser Klinik und auch der neurologischen Abteilung hatte, rief ich dort an, als die Tochter ebenfalls in der Klinik war. Der diensthabende Neurologe, der sich liebevoll um die Dame kümmerte, schilderte, dass alle Untersuchungen unauffällig waren. Was für ein Glück! Doch was war geschehen? Die Dame hatte (nur) zu wenig getrunken. Sie war regelrecht ausgetrocknet. Ihre Zellen riefen nach Wasser und hatten Durst. Damit war auch zu erklären, warum sie wie weggebeamt schien und Ihre Tochter kaum erkannte. Die Informationsweiterleitung zwischen den Zellen war regelrecht lahmgelegt. Dazu darf ich auch bemerken, dass Wasser uns dabei unterstützt, Botenstoffe wie Serotonin (das Glückshormon) von einer zur anderen Zelle zu transportieren. Fehlt dieses Medium, dann findet diese Weiterleitung leider nicht statt.[5] Die alte Dame meinte später, dass man ihr nie gesagt hätte, dass sie viel trinken muss. Ihr war es einfach schlichtweg nicht bewusst gewesen.

Bei der Dame handelte es sich glücklicherweise *nur* um Wassermangel und nicht um einen Schlaganfall oder Schlimmeres. Jedoch können Sie an diesem Beispiel wunderbar erkennen, wie wichtig *Wasser* für unseren Körper ist.

Geht es Ihnen manchmal auch so, dass Sie den Eindruck haben, Sie können nicht mehr klar denken? Sie sind müde, schlapp oder haben den Anflug von Kopfschmerzen? Eventuell kann ein halber bis ein Liter stilles

Wasser schnell Abhilfe leisten. Nicht nur Ihre Gehirnzellen freuen sich und nehmen diese Flüssigkeit dankbar auf.

Jede Stunde, die Sie Ihrem Gehirn keine Flüssigkeit gönnen, reduziert dessen Aufnahmefähigkeit; es wird regelrecht zu wenig Energie erzeugt.[6] Ohne Energie kann jedoch keine Leistung erbracht werden. Somit ein Hinweis an die Eltern unter Ihnen: Geben Sie ihren Sprösslingen morgens bitte immer eine Flasche Wasser (500 ml) mit, die sie dann tagsüber in der Schule trinken sollen.

Sie kennen bestimmt auch jemanden in Ihrem Freundes- oder Familienkreis, der Probleme mit der Bandscheibe hat. Oft wird ein Bandscheibenvorfall scheinbar urplötzlich diagnostiziert. Doch was kann eine der Ursachen sein? Bis vor einigen Jahren war das auch mir unbekannt: Wassermangel. Denn Ihre Bandscheibe besteht fast nur aus Wasser. Sie fungiert wie eine Art Wasserbett zwischen den einzelnen Wirbelkörpern. Dieses Wasserbett gilt es dann immer schön mit Wasser gefüllt zu halten. Im Laufe des Tages verlieren die Bandscheiben an Flüssigkeit. Nachts jedoch dürfen sie sich erholen und werden wieder regelrecht mit Flüssigkeit aufgefüllt. Sie sehen, dass meinem Lieblingsmedium *Wasser* für unsere Gesunderhaltung eine große Bedeutung zukommt.

Aus diesem Grund widme ich diesem wertvollen Trunk die folgenden Zeilen.

Zu Beginn des Buches haben wir uns mit dem Thema *Information* beschäftigt. Jetzt stellen Sie sich hierbei folgende Fragen: Wie werden all diese Informationen in unserem Körper verarbeitet? Gibt es nicht vielleicht noch andere Informationsträger in jedem Körper, die viel wesentlicher sind und über die eigentlich kaum gesprochen wird? Und warum habe ich Ihnen eben die Geschichte der alten Dame geschildert?

Überlegen Sie mal! Sie, als Mensch, bestehen aus mindestens 60 bis 85 % (je nach Organ) **Wasser**.[7]

Während ich diese Zeilen schreibe, gedenken wir Pfarrer Sebastian Kneipps 200. Todestag. Anfangs ausgelacht und verachtet, wurde er zu einem Pionier der Kneipp'schen Heilkunde. Wusste er damals vielleicht schon viel mehr als wir alle heute? Er war der Meinung, dass ein ganzheitliches Heilkonzept nicht nur aus einem Arztbesuch bestehen kann.

Er heilte sich selbst mittels diversen Wasseranwendungen und erkannte bereits in dieser Zeit die geheime Macht des Wassers.[8]

Nun wissen Sie bereits, lieber Leser, dass unser Körper bis zu 85 % aus Wasser besteht. Wussten Sie aber auch, dass unser Augapfel zu 99 % aus Wasser besteht? Und Ihr Gehirn zu 80 %?[7, 9]

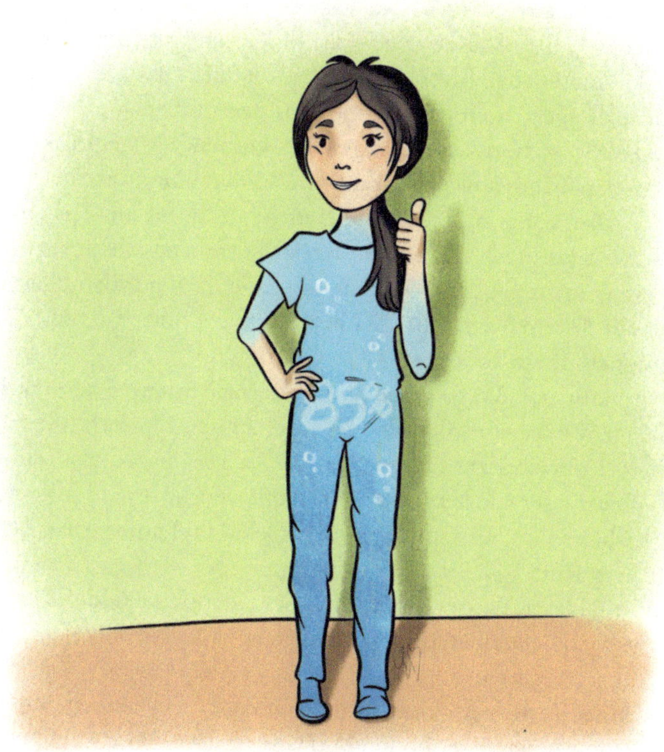

Wir haben einen Wasserbedarf von ca. zwei Liter pro Tag. Warum ist diese Feststellung wichtig für Sie? Wasser ist und bleibt der größte Informationsträger. Wasser nimmt alle Informationen auf und speichert sie. Sie können sich das so ähnlich wie die Festplatte bei Ihrem Computer vorstellen. Alles, was Sie eintippen, wird gespeichert. Auch wenn Sie später Wörter und Dateien löschen, sind diese dennoch vorhanden – es sei denn, Sie machen den Computer *platt.*

Wasser verhält sich ebenso: Es hat ein Gedächtnis. Ja, Sie haben richtig gelesen. Wie ist das zu verstehen?

Umwelteinflüsse hinterlassen ihre Spuren im Wasser. Hierzu existieren inzwischen vielfältige Studien und Experimente. Es ist tatsächlich ein Unterschied, ob das Wasser durch die Berge oder unterirdisch durch hunderte kilometerlange Rohre diverser Städte fließt. Es nimmt auf seinem Weg sozusagen alle Informationen aus dem Außen auf.

Versetzen Sie sich mal in die Lage eines kleinen Wassermoleküls: Sie werden durch eine unendliche Anzahl von Rohren unterirdisch weitergeleitet und prallen dabei an Ecken und Kanten ab, bis Sie am Ziel ankommen. Ob Sie dann noch genauso schön in Form sind wie am Anfang? Mit Sicherheit nicht. Sie sehen danach gewiss einfach nur demoliert aus.

Doch auf Ihrem Weg zum Ziel nehmen Sie all die Erlebnisse, also Informationen, Ihrer Reise mit!

Die Struktur von Wasser sieht folgendermaßen aus: Die einzelnen Moleküle im Wasser schließen sich zu sogenannten Clustern (Gruppen) zusammen. Dabei bilden sie eine Art *Erinnerungsspeicher*, also ein Gedächtnis. Jede dieser Cluster besitzt Tausende von Informationskanälen. Diese speichern alles, was solch einem Molekül im Laufe seines Lebens über den Weg läuft.[10]

Natürlich bleibt Wasser immer Wasser, jedoch verändert sich die Struktur je nach den äußeren Gegebenheiten.[11]

Kann es daher auch sein, dass mit den äußeren Gegebenheiten ebenso unsere Gefühle sowie Emotionen und sogar unsere Wortwahl gemeint ist?

Tatsächlich, den stärksten Einfluss haben unsere Emotionen! Prof. Dr. Konstantin Korotkov (Mitglied der Akademie der Wissenschaften) konnte das nachweisen: Eine Gruppe von Probanden projizierte positive Gefühle wie Liebe und Dankbarkeit auf einen Becher Wasser, auf einen anderen Becher jedoch Gefühle wie Angst, Wut und Hass. Die

Energiemessungen zeigten dabei wirkliche Unterschiede auf, je nach Art der Emotionen.[12]

Vielleicht kennen einige von Ihnen den Wasserforscher Dr. Masaru Emoto. Er wollte beweisen, dass Wasser ein Gedächtnis hat, indem er Wasserkristalle fotografierte. In einem besonderen Kühlraum bei minus 30 Grad Celsius fertigten seine Mitarbeiter Fotografien von Wasserkristallen an. Deren Schönheit war verblüffend; verblüffender jedoch die Unterschiede der Kristalle. Je nachdem, woher das Wasser stammte bzw. welche *Worte* man ihm *aufgesprochen* hatte bzw. welcher Art von Musik es ausgesetzt wurde, war die Struktur dieser anders.

In der folgenden Abbildung sehen Sie das Beispiel eines Wasserkristalls. Es zeigt ein Wunder des Lebens und der Natur, voller Harmonie und Ordnung. Dieses Wunder konnte Dr. Masaru Emoto in seinen vielfältigen Bildern nachweisen. Er fotografierte Kristalle, denen die Wörter DANKE und LIEBE zugesprochen wurden. Diese ähnelten dem folgenden Bild in seiner einzigartigen Harmonie, worin sich eine völlige Ordnung erkennen lässt. Wasserkristalle, denen der Forscher beispielsweise Worte des HASSES aufsprach, waren in ihrer Struktur kaum zu erkennen und sahen unordentlich und wild aus.[13]

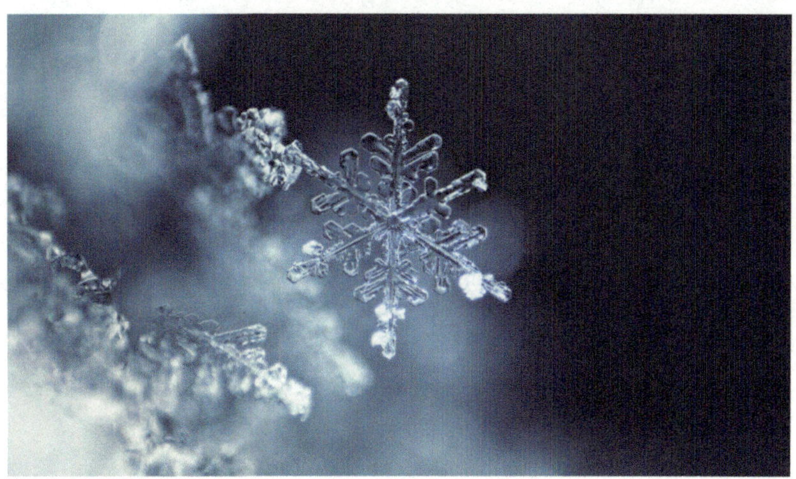

Welche Bedeutung hat diese Erkenntnis nun für uns und unser Leben?

Wenn Wortwahl, Gefühle und Emotionen die Struktur des Wassers so immens verändern können, welche Auswirkungen hat dies dann auf unseren Körper und damit auf unsere Gesundheit sowie unser gesamtes Leben?

Lassen Sie uns einmal darüber nachdenken. Wie sprechen Sie mit sich selbst und mit Anderen? Wie oft wurde Ihnen als Kind zum Beispiel »Du kannst das nicht!«, »Du schaffst das ja doch nicht!«, »Sei still!« oder »Für Mathematik bist du sowieso zu dumm!« gesagt? Dies sind alles negative Beispiele, die dann in Ihrer Zellinformation aufgrund des Wasserbestandteils gespeichert werden.

Wie sieht es hingegen mit dem aus, was Sie tagtäglich zu sich selbst sagen? Wie schnell schelten wir uns selbst mit Aussagen wie »Wie blöd war ich denn da?«, »Ich schaffe das sowieso nicht!« oder »Ich bin einfach nicht intelligent genug!«? Was machen alle diese Aussagen mit unseren Zellen, mit unseren Organen? Es wird ja schließlich alles abgespeichert. Im Laufe des Lebens gehen keine Informationen verloren – schließlich vergessen unsere Zellen nichts. Um sich davon ein besseres Bild machen zu können, stellen wir uns einen Menschen als Schwamm vor, der von Geburt an mit lauter negativen Äußerungen *übergossen* wird. In jeder einzelnen Pore, die wir uns hier bildlich anstelle von Körperzellen vorstellen, werden diese Informationen gespeichert. Sie können also erahnen, dass das nicht förderlich für die Gesundheit ist. Denn überfrachten wir unsere Zellen (hier: den Schwamm) mit diesen krankmachenden Informationen, so kann der Körper irgendwann nicht mehr gegenregulieren und wird krank. Der Schwamm ist dann regelrecht vollgesogen mit schädlichen Informationen.

Demgegenüber werden natürlich auch die wundervollen Worte und Sätze, die man sich selbst und anderen gönnt, gespeichert. Aber Hand aufs Herz, wann haben Sie sich schon mal bei sich selbst bedankt oder zu sich selbst mal »Danke, mein lieber Körper« bzw. »Ich bin wundervoll und wertvoll genau so, wie ich bin« gesagt?

Mein wertvoller TIPP für Sie:

Als Faustregel für Ihren Wasserbedarf gelten ungefähr 30 ml pro Kilogramm Körpergewicht, also ungefähr 1,5 bis 2 Liter stilles Wasser pro Tag – bei sportlicher Betätigung natürlich entsprechend mehr.

Idealerweise starten Sie morgens VOR Ihrem geliebten Kaffee mit einem Glas lauwarmen Wasser und dem Saft einer halben Zitrone, um Ihren Darm in Schwung zu bringen. Er wird sich freuen.

Wenn Sie Wasser trinken, dann bitte nur reines Wasser ohne Kohlensäure (wie der Name schon sagt, macht Säure Ihren Körper sauer).

Sprechen Sie Ihrem Glas Wasser liebevolle Worte zu, denn es speichert diese Wortinformation. Vielleicht kommen Sie sich dabei anfangs echt blöd vor. Aber warum? Es hört sie ja keiner (außer dem Wasser!) und Sie werden durch die Wahl Ihrer Worte Ihr Glas Wasser mit Sicherheit positiv beeinflussen.

Kapitel 3
Unsere Sinne als Information – wie Sie mit Ihren Worten beeinflussen

Warum Empathie in der Kommunikation so wichtig ist

Geht es Ihnen manchmal auch so, dass Ihnen die Wortwahl in Nachrichten Unbehagen und ein seltsames Gefühl in der Bauchgegend beschert?

Während ich diese Zeilen schreibe, erleben wir besondere Zeiten, eigentlich starke Zeiten. Was macht diese Zeiten so besonders? Schon der morgendliche Weckruf des Radios enthält Zahlen zum Thema *Inzidenzen*, die Menschen werden also schon direkt nach dem Aufwachen mit diversen Hiobsbotschaften in Angst und Schrecken versetzt. All diese Worte speichern wir – wenn auch nur unbewusst – in unserem Zellsystem, wie wir im vorherigen Kapitel gelernt haben.

Haben Sie sich schon einmal Gedanken darüber gemacht, was dies in Ihrem Zellsystem bewirkt? Der **Säbelzahntiger**, der bei unseren Vorfahren nur einmal pro Woche vor der Höhle stand und dadurch das Nervensystem in Aktion brachte, steht nun schon morgens ab sieben Uhr vor unserer Tür. Das Fatale dabei ist, dass er uns ab dann den ganzen Tag begleitet.

Seien Sie mal ganz ehrlich mit sich selbst und reflektieren Sie mit mir Ihren Tagesablauf:

Der Wecker klingelt, Sie schrecken hoch, es folgt der gewohnte Gang ins Bad, nebenbei wird der Kaffee aufgesetzt. Ein Blick auf die Uhr sagt Ihnen, dass Sie Ihren Kaffee nun schnell austrinken sollten. Sie haben also keine Zeit zum Frühstücken und müssen direkt ins Auto oder in die Bahn. Weiter geht es zur Arbeit. Dort steht der Chef und Sie denken innerlich nur: »Oh Gott, der schon wieder!« So geht es weiter bis in den Nachmittag. Danach steht das Fitnessstudio auf dem Programm, abends der Smalltalk mit der Familie und später müssen Sie schon wieder ins Bett.

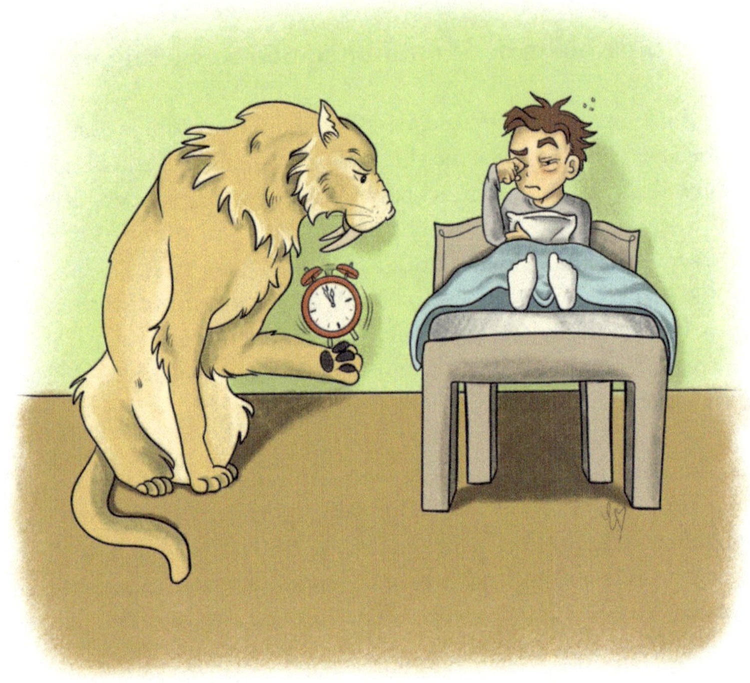

Wo bleibt da die ersehnte Ruhe? Wie viele Informationen müssen Sie an so einem Tag verarbeiten? Können Sie diese Informationen überhaupt verarbeiten oder haben Sie diese nur unbewusst in Ihrem Zwischenspeicher abgelegt?

Alles, was Sie sagen, auch und insbesondere zu sich selbst, bleibt nicht ohne Wirkung. Denken Sie hierfür an die Wassermoleküle und die entsprechenden Abbildungen!

Um Ihnen die Folgen auch wirklich bewusst zu machen, bitte ich Sie, sich mal eine weitere Situation vorzustellen: Sie, als Patient, sitzen nach einer Untersuchung bei Ihrem Therapeuten. Dieser Therapeut schaut Sie ganz ernst an und sagt zu Ihnen: »Liebe Frau bzw. Herr Müller, ich habe keine guten Nachrichten für Sie. Sie haben Krebs und die Heilungschancen sind nicht besonders gut. Es gibt aber Möglichkeiten, wie beispielsweise eine Chemotherapie.« Was geht jetzt in Ihrem Kopf ab? Möglicherweise legen Sie sich schon gedanklich direkt ins Grab. Sie verlieren augenblicklich die Hoffnung und sind komplett am Boden zerstört. Genau solche Aussagen werden aber tagtäglich in tausenden von Praxen und Kliniken gemacht.

Auch ich erinnere mich an mehrere Situationen während meines Aufenthalts mit der Herzmuskelentzündung in der Klinik. Man sagte mir, dass das jetzt mit der Krankheit halt so ist, aber man das mit Medikamenten schon wieder halbwegs richten könne. Ich gebe zu, dass ich das anfangs auch geglaubt habe. Bei Aussagen wie »Eigentlich sind die Echowerte (des Herzultraschalls) gar nicht so schlecht. Es müsste Ihnen wirklich besser gehen« begann ich dann echt an mir zu zweifeln. In diesen Momenten dachte ich oftmals, dass ich psychisch gestört bin. Schlussendlich passierte das aber nur, weil ich nicht in das *Raster* von Symptomatik und klinischem Befunden (sprich Messwerte durch diverse Untersuchungen) passte.

Oft machen sich Therapeuten gar keinen Kopf darüber, was ihre Worte im Innersten des Menschen bewirken können. Sie meinen es gut und wollen ehrlich sein. Die Auswirkungen sind oftmals jedoch verhängnisvoll. Leider kommt dieser Aspekt während des Medizinstudiums viel zu kurz. Das Thema **Empathie** sowie **Kommunikation** sollten meiner Meinung nach zu den allerersten Lehrfächern in dieser Fachrichtung gehören. Das wünsche ich mir sehr für die Zukunft des Medizinstudiums.

Wie wichtig die Art der ärztlichen Kommunikation ist, möchte ich anhand einer Geschichte aus meiner Familie darstellen: Bei meinem Vater wurde im Alter von knappen 80 Jahren CML festgestellt; dabei handelt es sich um eine bösartige Bluterkrankung, die zu Leukämie führen kann. Wir, sprich mein Bruder und ich, beschlossen in Abstimmung mit dem

Hausarzt, dies jedoch weder ihm noch unserer Mutter zu sagen. Denn uns war eines klar: Unser Vater würde so lange recherchieren, bis er sehr genau wusste, worum es sich bei dieser Krankheit handelt. Und bei dem Wort *Leukämie* wären bei ihm wohl alle Alarmanlagen *angegangen*. Er wäre mit Sicherheit schon vor lauter Angst relativ zeitnah von uns gegangen, weil er immer im Hinterkopf gehabt hätte, dass man an Leukämien sterben kann. Stattdessen habe ich ihm nur gesagt: »Papa, dein Blut ist ein bisschen dick und wir müssen ab und zu eine Blutuntersuchung und einen Ultraschall machen lassen.« Das war dann völlig in Ordnung für ihn. Diese Entscheidung war die beste, die wir treffen konnten. Denn erst im Alter von 88 Jahren ging er auf seine Heimreise – und dies geschah *nicht* aufgrund der acht Jahre vorher festgestellten Erkrankung.

Ich möchte damit nicht sagen, dass man den Menschen die Wahrheit vorenthalten sollte. Es gilt jedoch deutlich abzuwägen, welchen Menschen Sie vor sich haben. Ist das ein Mensch, der eher zur Angst tendiert oder ist es ein Mensch, der immer zu »Das schaffe ich!« sagt?

Eines durfte ich in den letzten Jahrzehnten lernen: Oft sterben Menschen nicht an der Krankheit, sondern an dem Glauben und der Furcht, dass man an der Krankheit XY sterben könnte.

Im Kapitel *Was heilt, ohne zu heilen?* werde ich darauf noch näher eingehen.

Mein wertvoller TIPP für Sie:

Starten Sie jeden Ihrer Tage mit einem positiven Satz, wie beispielsweise mit »Guten Morgen, mein lieber Körper« oder »Ich bin wertvoll und freue mich auf diesen Tag«.

Malen Sie sich aus, wie Sie den Tag begehen: mit Freude, Liebe, dem Treffen einer guten Freundin, eines guten Freundes. Vielleicht ein Schwimmbadbesuch, eine Yogastunde oder ein Spaziergang im Wald?

Sollten Sie wieder an ihren geliebten Arbeitsplatz gehen, dann fokussieren Sie sich auf ein positives Erlebnis, welches Sie heute erwartet – auch wenn es das Mittagessen mit einem netten Kollegen ist.

Beenden Sie jeden Tag mit dem Wort DANKE. Bedanken Sie sich für die vermeintlich kleinen Dinge des Lebens: einen vollen Kühlschrank, eine warme Wohnung, ein tolles Erlebnis mit einem Ihrer Freunde. Legen Sie ein DANKE-Tagebuch an. Sie werden sich wundern, was Sie dort nach einigen Wochen und Monaten alles niedergeschrieben haben.

Sie werden spüren, dass Sie mit wesentlich mehr Zufriedenheit einschlafen und morgens entspannter und glücklicher aufwachen. Denn die Worte DANKE und LIEBE lassen Ihre Zellen und Ihr Zellwasser jubeln. Am nächsten Morgen werden Sie auf jeden Fall entspannter und positiver aufwachen.

Wie wir mit und ohne unsere Augen sehen

Ich möchte Ihnen von meinem heutigen Start in den Tag erzählen, da ich ihn an dieser Stelle als sehr passend empfinde. Achtung: Bitte nicht lachen!

Beim Autofahren heute Morgen lauschte ich dem Klassik-Radiosender. Der Moderator unterbrach plötzlich die laufende Sendung für eine wichtige Durchsage: »Achtung! In Italien wurden Kühen VR-Brillen aufgesetzt (kein Witz!). Es handelt sich hier um sogenannte Virtual-Reality-Brillen. Mit Hilfe dieser Brillen wird den Objekten (in dem Fall zwei Kühe) vorgegaukelt, sie befänden sich auf einer wundervollen satten, grünen Wiese.« Diese Kühe durften also die Brille 20 Minuten am Tag tragen. Was war das Ergebnis? Tatsächlich produzierte eine der Kühe sieben Liter Milch mehr am Tag als die anderen Kühe. Zusätzlich kamen die Tiere auch noch in den Genuss von klassischer Musik, Mozart und Co. Der Bauer erhofft sich dadurch natürlich ebenfalls eine Qualitätssteigerung der Milch.[14]

Jetzt übertragen wir das Ganze mal auf uns Zweibeiner. Was will uns dieses Experiment sagen? Mit Sicherheit nicht, dass die *armen Viecher* jetzt nur noch mit VR-Brillen im Stall stehen und nicht mehr in den Genuss einer duftend grünen, satten Wiese kommen. Mich hat es jedoch überrascht, auf welchem Wege heutzutage versucht wird, die Informationen aus der Umwelt, aus der natürlichen Umwelt wohlgemerkt, mit all ihren wertvollen Sinneseindrücken zu simulieren. Mich stimmt das eher skeptisch. Aber gleichzeitig zeigt es ja auch Wirkung, wie uns die Rindviecher eindrucksvoll beweisen.

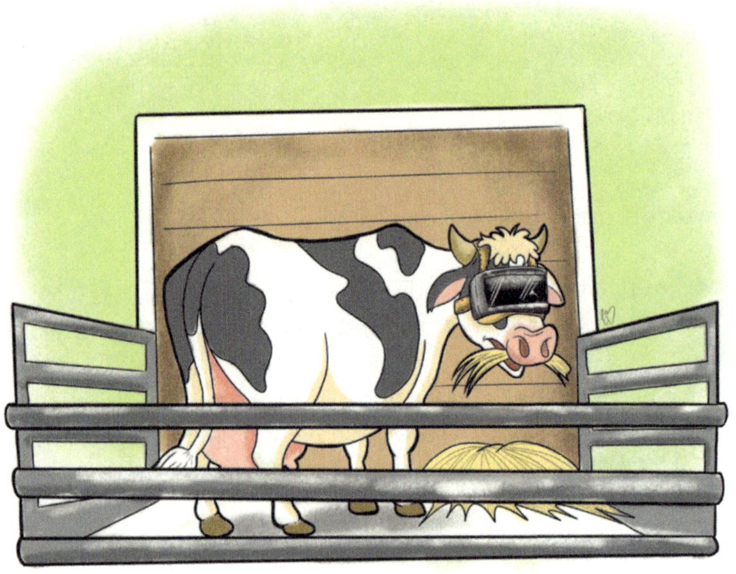

Doch zunächst einmal zu den Fakten, die für uns Menschen so bedeutend sind: 80 % unserer Wahrnehmung geschieht über die **Augen**. Das bedeutet somit, dass unsere Augen der erste Filterkanal für Informationen sind, die uns von außen erreichen.[15] Doch was nehmen wir tagtäglich über unsere Augen als visuelles Sinnesorgan auf? Das sind nicht nur alle Objekte unserer Umgebung, sondern auch die Mimik der Menschen. Die kann aussagekräftiger sein, als uns bewusst ist.

Stellen Sie sich nun ein Krankenhaus vor: Eine Patientin liegt im Bett, der Arzt klopft und kommt mit seiner Horde von Assistenzärzten und Krankenschwestern hinein. Alle umringen ihr Bett. Schon bei dieser Vorstellung jubilieren auch Sie wahrscheinlich nicht gerade.

An dieser Stelle möchte ich schon meinen Verbesserungsvorschlag für die Erweiterung des Medizinstudiums anbringen: Empathie, Gestik, Mimik und Kommunikation sollten, nein, **müssen** in Zukunft mehr auf dem Lehrplan stehen. Vom ersten bis zum letzten Tag des Studiums wird dem Studierenden jedoch ein Schema vorgegeben, in dem der Mensch eher wie eine Maschine gesehen wird, die zu funktionieren hat. Empathie, Emotionen, das im wahrsten Sinne des Wortes **menschliche Element** in der Medizin bleiben leider oft auf der Strecke liegen. Doch wir haben es trotz allem hier mit einem menschlichen Wesen, einem ganzheitlichen und wertvollen Geschöpf, zu tun. Alle reden von Körper, Geist und Seele, aber wie viele Therapeuten setzen das wirklich um?

Nun aber zurück zur Szene am Krankenbett: Als ich damals ständiger Gast auf der kardiologischen Station war, jubelte ich ebenfalls nicht. Zu der Zeit waren mir Kliniken natürlich schon vertraut, da ich dort allein aufgrund meines Berufs tagtäglich ein- und ausging. Liegt man jedoch selbst dort im Bett, ist es nochmal eine ganz andere Nummer. Man fühlt sich auf einmal irgendwie ausgeliefert und machtlos. Der einzige Gedanke, der einem in den Sinn kommt, ist nur noch: »Ach du meine Güte, was wollen mir diese Gesichtszüge jetzt sagen?« Der innere *Säbelzahntiger* steht schon auf halb acht. Ihr Sympathikus (das ist Ihr Aktionsnerv) hat schon geistig das Schwert in der Hand und will sich verteidigen. Der Unterschied besteht dennoch darin, dass noch gar keine Verteidigung angesagt ist, sondern man es sich erst einmal nur vorstellt. Die Auswirkungen auf den Hormonhaushalt, egal ob Fantasie oder Wirklichkeit, sind jedoch identisch.

Es fällt Ihnen vielleicht schwer, das nachzuvollziehen? Dann schließen Sie bitte einmal die Augen und stellen sich vor, Sie beißen in eine Zitrone. Ihnen wird unweigerlich das Wasser im Munde zusammenlaufen. Dasselbe passiert auch, wenn Sie sich irgendwelche Horrorszenarien vorstellen. Dabei spielen die **Spiegelneuronen** eine bedeutende Rolle. Ein Spiegelneuron ist nämlich eine Nervenzelle, die die gleiche Aktion aufzeigt, egal, ob Sie eine Handlung ausführen oder sich diese nur vorstellen. Das trifft auch auf Geräusche, Gerüche etc. zu, die mit früheren Handlungen verknüpft waren. Sie werden gewissermaßen daran erinnert. Ihr Unterbewusstsein schaut sozusagen in das Fotoalbum Ihres Lebens.[16]

Inzwischen ist uns bekannt, dass 80 % der Wahrnehmung über unsere Augen erfolgt. Also können Sie sich auch bestimmt vorstellen, was solch eine Szene bei einem Patienten bewirken kann. Mit Sicherheit ist das kein positiver Impuls für das Immunsystem. Aber insbesondere kranke Menschen benötigen ein gutes, funktionierendes Immunsystem. Nur dann kann auch der Selbstheilungsprozess angesteuert werden.

Wenn dann beispielsweise der Arzt der besagten Patientin auch noch mitteilt: »Tja, liebe Frau Müller, Ihre Befunde sehen gar nicht so schlecht aus. Es besteht eindeutig Hoffnung. Sie schaffen das«, welche Informationen nimmt sie dann wahr? Aus »gar nicht so schlecht« hört sie wahrscheinlich nur das Wort *schlecht*; das Wort *Hoffnung* suggeriert gleichermaßen, dass es noch Luft nach oben gibt. Mir sagte damals der Kardiologe, dass mein Herz nicht ganz gesund ist. Das hatte ich natürlich auch schon längst mitbekommen. Aber was sollte mir dieser Satz wohl sagen? Da konnte ich alles hineininterpretieren. Sein Gesichtsausdruck entsprach hingegen eher der Aussage: »Na, da kann man halt nichts machen, außer Ruhe halten. Sie können ein Herz eben mal nicht einfach so ruhigstellen. Das funktioniert nicht.« Meine Augen nahmen einen sympathischen Mediziner wahr, der fachlich und technisch hochkompetent und sicherlich ein Meister seines Faches war. Jedoch bestand in kommunikativer Hinsicht noch ziemlich viel Luft nach oben.

Leider werden Patienten oft in ein Raster gepresst. Wenn gewisse Parameter so und so aussehen, dann werden entsprechende

Behandlungsmethoden angewendet. Alternativen sind oft nicht vorgesehen und das ist sehr schade. Symptomatik und Klinik passen jedoch oft nicht zusammen. Schließlich besteht der Mensch nicht nur aus Zahlenwerten.

Wenn der Arzt der benannten Patientin ihr nun die freudige Mitteilung macht, dass sie morgen entlassen wird und in drei Monaten wieder ihrer gewohnten Tätigkeit nachgehen kann, dann löst das Gesagte bei ihr vermutlich Jubelschreie aus. Es war also doch nicht so dramatisch, wie sich ihr innerer *Säbelzahntiger* das so ausgedacht hatte. Jedoch werden ihre Zellen das Gesehene und Gesagte aus der vorherigen Szene nicht vergessen können und Einfluss auf ihren Körper sowie ihren Geist haben.

Ich beispielsweise war eine Meisterin darin, mir die schlimmsten Dinge auszumalen, Chaos aller Arten, und hing dadurch oft in einer Endlosschleife.

Die Wahrnehmung mit unseren Augen hat somit einen immensen Einfluss auf uns. Wenn wir jedoch über die Wahrnehmung von Informationen über die Augen sprechen, dann dürfen wir auch nicht die digitale Welt vergessen. Überlegen Sie mal, wie lange und wie oft Sie heute schon auf Ihr Handy geschaut haben? Wie lange haben Sie Zeit *vergoogelt* (eine neue Worterfindung im Übrigen), um irgendetwas zu suchen?

Laut Statistischem Bundesamt verbringen bereits die 12- bis 19-Jährigen 241 Minuten am PC.[17] Doch auch privat und nach Dienstschluss lassen uns Erwachsene WhatsApp, SMS, Signal und Telegramm auf vielerlei Weise keine Ruhe finden. Nicht nur dass – sogar laut WHO – der größte Teil der Weltbevölkerung immer schlechter sieht[18], überlegen Sie auch mal, mit welchem Tsunami an Informationen Ihre Augen geflutet werden? Wo und vor allen Dingen wie soll das alles verarbeitet werden? Ihre Augen werden massiv überfordert, angefangen von der verschlechterten Augensicht über trockene Augen, Müdigkeit etc. – die ganze Palette! Wir können immer nur eine Information nach der anderen verarbeiten, auch wenn wir oft viele Aufgaben parallel erledigen.

In meinen jahrelangen Ultraschallschulungen durfte ich lernen, die Menschen zu beobachten. Insbesondere wenn ihnen eine Diagnose vermittelt wurde, lernte ich viel aus ihren Gesichtszügen. Diese zeigten mir das komplette Spektrum von Trauer, Entsetzen, Missmut bis hin zur Freude über einen Heilungserfolg. Als ich dann selbst auf der Liege lag, konnte ich meine *Forschungen* auf diesem Gebiet einmal von einer ganz anderen Seite betreiben. Wie oft – und hier nehme ich mich auch nicht aus – sagen wir etwas mit einem gewissen Gesichtsausdruck, ohne darüber nachzudenken, WIE unser Gegenüber es wahrnimmt? Sitzen oder stehen Sie einem sensiblen, eher ängstlichen Menschen gegenüber, so wird er oder sie Ihren Gesichtsausdruck in Kombination mit einer *gar nicht so schlechten Nachricht* vielleicht eher in die Kategorie *unheilbar* einordnen als ein selbstbewusster, reflektierter Patient. In Kombination mit dem, was Sie hören, kann dies unter Umständen ein Informationschaos in Ihrem Gegenüber anrichten. Dieses wirkt sich natürlich auf das Immunsystem der Person aus, denn Angst und Sorge hemmen dessen Tätigkeit. Daher achten Sie bitte immer auf Ihren Gesichtsausdruck, solange Sie mit Ihrem Gegenüber sprechen.

Zu guter Letzt noch ein weiteres spannendes Thema: Sehen ohne Augen! Haben Sie schon einmal davon gehört, dass man ohne Augen sehen kann? Wie soll das möglich sein? Vorab: Ja, das geht.[19]

Zum Beispiel bei Nahtoderfahrungen, die ja mittlerweile vielfach nachgewiesen sind. Hier beschreiben Sterbende später alles ganz genau aus dem OP-Raum, wie die anwesenden Personen, die Sprache etc., obwohl ihre Augen zum genannten Zeitpunkt geschlossen waren. Aber wer oder was sieht denn da?

Bereits im Jahr 1919 berichtete Prof. Farigoule in Frankreich über das Sehen ohne Augen.[19]

Es gibt Kinder, die mit einer Brille vor den Augen Fahrrad fahren oder Ihnen ein Buch vorlesen. Es gibt Blinde, die Zeitung lesen.[18] Das war in meiner Welt bis vor einigen Jahren unvorstellbar. Denn nur mit unseren Augen können wir doch sehen, oder? Falsch gedacht! Jeder kann es erlernen. Bei Kindern ist das jedoch wesentlich einfacher, da sie – sagen wir mal platt – weniger nachdenken und noch an das universelle Bewusstsein angebunden sind, also an ihre Intuition. Sicherlich erinnern Sie sich an Situationen, als Ihre Kinder oder Sie selbst als Kind einmal

»Mama, ich habe den und den gesehen« sagten und als Antwort nur ein »Ach sei still, so ein Unsinn!« bekamen.

Kinder sind von Geburt an mit ihrer *Antenne* (das ist die sogenannte Zirbeldrüse. Sie liegt in der Mitte ihres Kopfes, ist ungefähr erbsengroß und wird auch *drittes Auge* genannt) an die Urinformationen angebunden. Der Name Zirbeldrüse kommt durch das Aussehen, das dem Zapfen einer Zirbelkiefer gleicht. Die Zirbeldrüse spielt auch eine wesentliche Rolle in der Hormonproduktion für Serotonin und Melatonin. Ist diese regelrecht zugemüllt, so wundern Sie sich nicht, wenn Sie nicht schlafen können.

Kinder zapfen einfach ihre Urinformationen an und sehen alles spielerisch. Wir Erwachsenen hinterfragen und *zerdenken* dagegen alles. Dieser Gegebenheit gehe ich im Kapitel *Wie Intuition und Remote Viewing uns wirklich ans Ziel bringen* noch näher auf den Grund.

Tatsache ist jedoch, dass wir nicht nur mit den Augen sehen. Zunächst lernen wir, dass wir Bilder über die Augen wahrnehmen und diese dann über die Sehnerven ans Gehirn übertragen werden. Das Gehirn übersetzt die aufgenommenen Informationen mit der *Datei*, die wir damals als Kind beispielsweise als *Baum* abgespeichert haben. Somit nehmen wir in dem Fall einen Baum wahr.

Doch beamen Sie sich jetzt mal zurück zu dem Zeitpunkt, als Sie auf die Welt kamen. Zugegeben, meine Erinnerung daran ist beispielsweise sehr schwach. Tatsächlich können Babys zu Beginn nichts sehen. Sie nehmen nur hell und dunkel wahr, interessieren sich aber besonders für das Gesicht ihrer Bezugsperson. Schritt für Schritt setzen sie die Informationen zusammen und erst nach etwa zwei Wochen erkennen sie die Umrisse als Gestalten. Die Festplatte wird entsprechend aufgebaut und die Information *Gesicht Mama* abgespeichert.

Es ist jedoch auch möglich, dies über das sogenannte *dritte Auge* (in der Mitte zwischen Ihren Augenbrauen) wahrzunehmen. Vielleicht haben Sie schon einmal bei der indischen Bevölkerung gesehen, dass sie sich einen Farbpunkt zwischen ihre Augenbrauen malen. Ursprünglich wird dieser Punkt *Tilaka* genannt und soll die bemalte Person segnen, und zwar über das *dritte Auge*, da hier besonders viel Energie fließt und viel wahrgenommen werden kann. Die indische Tradition möchte diese Fähigkeit bewahren. Es ist gar nicht so abwegig, dass uns ein farbiger Punkt zwischen die Augenbrauen auch helfen würde, täglich daran erinnert zu werden, welche Fähigkeiten wir besitzen. Dann wären wir sicherlich auch etwas vorsichtiger im Umgang mit Nahrung, Handy, Smartphone und Co. Denn die leichtfertige Handlungsweise mit diesen Dingen führt dazu, dass unsere Zirbeldrüse regelrecht verschlossen wird. Eine verschlossene Tür bedeutet folglich keine mögliche Informationsaufnahme und Hormonprobleme wie mangelnder Schlaf etc.

Sicherlich sagen jetzt viele unter Ihnen: »Ach, dann nehme ich einfach die Aminosäure L-Tryptophan abends zu mir, denn daraus wird ja Serotonin gebildet. Somit erhalte ich auch genügend Melatonin, unser wichtiges Schlafhormon.« Dabei bitte ich Sie einmal darüber nachzudenken, ob sie nur die Symptome bekämpfen möchten oder lieber an die Ursachen herangehen wollen.

In diesem Fall macht es viel mehr Sinn, Substanzen zu nehmen, die Ihre Zirbeldrüse regelrecht reinigen. Auch Ihren Darm gilt es zu beachten, denn dieser kann nur dann die wertvollen Stoffe wie Serotonin herstellen, wenn er optimal arbeitet und somit alles verstoffwechseln kann, was Sie an Nahrung zu sich nehmen. Wenn Sie mehr dazu wissen wollen, freue ich mich, gemeinsam mit Ihnen im Kapitel *Entzündungen – Ursache von Erkrankungen?* zu erläutern, wie Sie Ihren Darm unterstützen können.

Parallel lege ich Ihnen wärmstens ans Herz, idealerweise auf den Konsum von WLAN und anderer Technik zu verzichten bzw. diesen massiv zu reduzieren. Ihre Zirbeldrüse wird es Ihnen danken.

Jetzt wird Ihnen sicherlich auch klar, warum indigene Völker bzw. Urwaldbewohner, die weitab jeglicher Zivilisation leben, Dingen nachgehen, die für uns *unmöglich* erscheinen. Ihre Organe, die für die Intuition ausschlaggebend sind, sind frei von Elektroschrott wie WLAN oder Handys. Sie essen nur das, was Mutter Natur ihnen bietet. Das Lebensmittel Zucker kennen sie nicht einmal. Ihr ganzer Organismus wird mit lebendiger Nahrung versorgt, welches letztendlich ein besseres *Sehvermögen*, wo immer es auch herkommen mag, herstellt.

Vielleicht ist es auch bei uns endlich an der Zeit, mehr auf Mutter Natur zu vertrauen.

Mein wertvoller TIPP für Sie:

Passen Sie auf sich auf! Aussagen bzw. entsprechende Gesichtsausdrücke einer Ihnen gegenüberstehenden Person sollten Sie nicht dazu verleiten, sich gleich das Schlimmste vorzustellen und in Ihrem Hamsterrad Weltrekorde aufstellen zu wollen. Fragen Sie lieber bitte DIREKT nach, wie und was Ihr Gegenüber gemeint hat. In 95 % aller Fälle bewahrheitet sich Ihr Horrorszenario nämlich nicht. Ich spreche hier leider aus Erfahrung.

Noch eine weitere dringende Bitte: Reduzieren Sie den Gebrauch von WLAN, Ihrem Handy und Co. sowie die Aufnahme von vitalstoffarmer Nahrung. Schließlich möchten Sie doch Ihre Intuition und Wahrnehmung öffnen und nicht die Tür endgültig verschließen.

Welche Informationen liefert uns die Musik?

Ich erinnere mich an ein wundervolles Musikerviertel in Leipzig, während ich diese Zeilen schreibe. Dabei handelt es sich um ein Musiker- und Studierendenviertel, wo aus jedem prächtigen alten Bau entweder Gesang, Klavier- oder Gitarrenmusik ertönt und junge Musiker grinsend, auffällig fröhlich und freundlich an allen Ecken stehen. Beinhaltet die Musik für diese Menschen eine spezielle Information, die sie besonders glücklich macht?

Hier sind von Johann Sebastian Bach (1685-1750) über Wolfgang Amadeus Mozart (1756-1791) und von Felix Mendelsohn-Bartholdy (1809-1847) bis Johannes Brahms (1833-1897) auch viele weitere wundervolle Komponisten musikalisch anzutreffen. Was haben all diese Komponisten mit ihren einzigartigen Werken gemeinsam? Welche Informationen haben sie verbreitet? Wie wirken sie dabei auf unsere Zellen?

Musik als Information kann uns nicht nur Hoffnung, Glück und gute Laune vermitteln. Es ist nachgewiesen, dass das Immunsystem von Sängern nach einer Chorprobe deutlich verbessert ist. Speichelproben, die Chorsängern entnommen wurden, zeigten nach der Chorprobe erhöhte Anzahl Immunglobulin A.[20] Dabei handelt es sich um ein spezielles Eiweiß. Er ist ein wichtiger Abwehrstoff in all unseren Schleimhäuten. Sowohl die Nasenschleimhaut als auch die Darmschleimhaut sollten damit gut ausgestattet sein. Je höher dieser Wert, desto schwieriger ist es für Viren und Bakterien in unseren Organismus einzudringen. Also? Starten Sie jeden Tag mit einem Gesang unter der Dusche.

An dieser Stelle möchte ich Ihnen empfehlen, doch einmal das *Halleluja* des Oratoriums *Messias* von Georg Friedrich Händel anzuhören. Dieser Komponist lebte schon von 1685 bis 1759, aber es lohnt sich bis heute (an die bisherigen Nichtklassikfreunde von Ihnen), es einmal anzuhören. Der Liedabschnitt *And we shall raise forever and ever* ist besonders beeindruckend. Da bleibt kein Auge trocken und keine Zelle unberührt. Um zu verstehen, wie sehr Musik uns und unserer Zellen beeinflussen kann, lege ich Ihnen nahe, als allererstes dieses Lied anzuhören.

Doch lassen Sie mich zuerst von einem Erlebnis erzählen: Ich hatte das große Glück, in einem wundervollen Chor von sehr hoher Qualität die achte Sinfonie von Gustav Mahler (1860-1911) in verschiedensten europäischen Konzertsälen mit aufzuführen – unter anderem im Saal der Musikfreunde in Wien.

Damals galt dieser Saal als der am besten akustisch ausgestattete Musiksaal Europas. Der Dirigent war der großartige Michael Gielen (1927–2019), der das Sinfonieorchester Baden-Baden und Freiburg leitete. Die achte Sinfonie von Gustav Mahler wird heute übrigens auch die *Sinfonie der Tausend* genannt. Warum? Weil bei der Uraufführung im September 1910 1.000 Musiker beteiligt waren.[21] Es ist schon fast unvorstellbar, welche Empathie ein Dirigent erbringen muss, um jeden einzelnen der Musiker so in seinen Bann zu ziehen, dass mit jeder Note (egal, ob Sänger oder Musiker im Orchester) jeder seine volle Leidenschaft in das Musikstück legt. Im Idealfall kommt diese Empathie (dieser Informationsschwall) beim Zuhörer an, und zwar im tiefsten Inneren seiner Seele und auf Zellebene. Dieser Fall trat ein. Jedenfalls standen wir am Ende nach fast zwei Stunden mit Tränen in den Augen auf der Bühne. Wir, die Sänger, waren so ergriffen und angespannt. Nach dem letzten *Donnerschlag* (ich stand direkt neben dem großen Gong) herrschte zunächst Totenstille. Dann toste der Applaus. Die Anspannung löste sich nach und nach, Tränen flossen nicht nur über unsere Wangen. Auch die Zuschauer ließen ihren Gefühlen damals freien Lauf. Ich bin mehr als dankbar, als Chorsängerin dies alles erlebt haben zu können.

Nun kann es aber sein, dass Sie, lieber Leser, nicht unbedingt ein Klassikfreak sind. Vielleicht hören Sie lieber Pop- oder Rockmusik. Aber bestimmt haben Sie auch ein Lieblingsstück. Erinnert Sie dieses Lieblingsstück an eine wundervolle Begebenheit? An Ihre erste große Liebe? An Ihren ersten Kuss? Das heißt also, dass auch Sie mit diesem Lieblingsstück eine spezielle, für Sie glücklich machende Information verbinden. Diese Information in Form von Musik hat Sie vermutlich zu diesem Zeitpunkt positiv und glücklich gestimmt. Befinden Sie sich einmal in einem Stimmungstief, so greifen Sie doch unweigerlich heute zu Ihrem Handy wie früher zum Plattenspieler. Wenn dann die vertraute Musik ertönt, schwelgen Sie in wundervollen Erinnerungen und die Welt ist auf einmal wieder in Ordnung.

Mittlerweile werden diese positiven Stimmungen in der Musik auch in Kliniken und zur Heilung genutzt. Bei neurologischen Erkrankungen wie beispielsweise Demenz, Alzheimer oder Parkinson sind jedenfalls positive Auswirkungen auf das Gehirn in Studien belegt. Hier existiert beispielsweise eine finnische Studie, in der Studienteilnehmer, die gerade einen Schlaganfall durchgemacht hatten, teilnahmen. Es zeigte sich, dass die Musik nicht nur ihre emotionale, sondern auch ihre kognitiven

Situationen verbesserte. Das tägliche Hören von Musik konnte ihren Fokus wieder auf kleine weltliche Geschehnisse richten sowie ihre Motorik verbessern. Auch ihre verbale Kommunikation wurde deutlich verbessert, wenn diese Menschen jeden Tag ihre Lieblingstücke hören konnten.[22]

Somit sollte eigentlich in jeder Stroke Unit (die Abteilung in einer Klinik, in der Patienten nach einem Schlaganfall fachlich hochkompetent betreut werden) eine Musikanlage als Standardausrüstung neben jedem Patientenbett stehen – natürlich mit der Lieblingsmusik des jeweiligen Patienten.

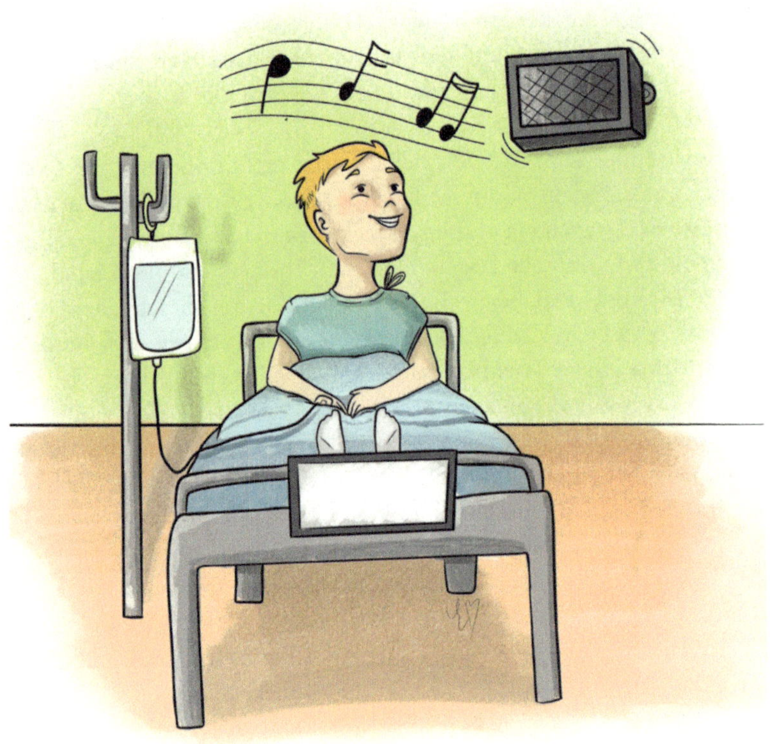

Dass sich die Informationen von Musik schon in frühesten Tagen positiv auswirken können, zeigt in diesem Fall folgende Studie: Bei Frühgeborenen (32. Schwangerschaftswoche) wurde versucht, die mütterliche Umgebung zu simulieren. Dabei konnte festgestellt werden, dass sich Musik ähnlich wie Meeresrauschen positiv auf die Ruhe des Kindes, den Herzschlag und die Schlaffähigkeit auswirkt. Spezielle Trommeltöne, die von ausgebildeten Musikern live gespielt wurden, simulierten dabei die Herztöne der Mutter. Die mütterliche Umgebung wurde so naturnah wie möglich nachgeahmt. Dazu hatte das ganze Szenario auch positive Auswirkungen auf die Mütter und Väter, die ihre kleinen Kinder besuchten. Auch bei ihnen konnten deutlich reduzierte Stresswerte festgestellt werden, bedingt durch die beruhigenden Klänge, die für ihre *Frühchen* gedacht waren.[23]

Dass Musik nachweislich unser so wichtiges Immunglobulin A und die Anzahl natürlicher Killerzellen erhöht, sollte also Grund genug dafür sein, sich häufiger einer wundervollen Musikdarbietung hinzugeben.[24]

Auch die Universität Bochum hat bestätigt, dass sich die Informationen von Musik sehr positiv auf die kardiovaskuläre Situation, also auf Herz- und Kreislaufsystem, auswirken können. Insbesondere Klassik und Meditationsmusik konnten den Stresslevel erheblich senken (Cortisol-Level). Ihr Sympathikus-Nerv, das ist Ihr Kampfnerv (Gaspedal im Auto), wird regelrecht in die Knie gezwungen. Ihr Ruhenerv (Bremspedal), der sogenannte Parasympathikus, steigt in fliehende Höhen auf und bringt Sie in eine sehr entspannte Situation. Bei Rockmusik traten diese Effekte leider nicht auf. Da muss ich die Rocker unter Ihnen leider enttäuschen. Diese Art der Musik kann sich sogar negativ auf das Stresslevel und den Blutdruck auswirken.[25]

Eines ist und bleibt für mich jedoch offensichtlich: Wenn ich wundervolle Musik höre, kann ich keine Angst empfinden, zumindest nicht währenddessen.

Das zeigen auch die Messungen der Herzratenvariabilität, HRV genannt, die sich beim Hören von klassischer Musik ins Positive verändern.[26]

Denn hinter diesem Begriff steckt die Fähigkeit, inwieweit Ihr Herz in der Lage ist, sich an die äußeren Lebenssituationen anzupassen. Es handelt sich dabei um einen natürlichen Regulationsmechanismus, den wir von Beginn an mit in dieses Leben bringen.

Mit Anpassung meine ich sowohl an stressige als auch an ruhige Situationen. Das alles ist mittlerweile messbar und wird in vielen therapeutischen Praktiken angewendet. Nicht nur klassische Musik, auch alle monotonen Situationen wie Schwimmen, Spazierengehen, Joggen oder Meditation helfen Ihrem Herzen, sich an die äußeren Situationen anzupassen. Mit monoton meine dabei ich nicht *langweilig,* sondern gleichförmig.

Bei mir klappt es hervorragend, wenn ich zum Beispiel im Schwimmbad die Kacheln zähle (Schwimmersprache). Ich gebe zu, nach 40 oder 50 Bahnen Kraulen habe ich oft keine Lust mehr. Jedoch ist mein Gaspedal dann definitiv heruntergefahren, obwohl ich mich körperlich ein wenig angestrengt habe. Das Schwimmbad verlasse ich regelrecht gereinigt von schwirrenden Gedanken.

Ruhige Musik hilft im Kuhstall – warum nicht auch uns?

Kühe geben mehr Milch, wenn langsame Musik durch den Stall klingt. Ludwig van Beethovens *Pastorale* lässt die Milchleistung einer Kuh um etwa 3 % steigen. Schnelle Titel wie z. B. *Back in the U.S.S.R.* von den Beatles verringern dagegen die tägliche Milchausbeute. Möglicherweise wirkt langsame Musik entspannend auf die Tiere, erklären Forscher in einer Pressemitteilung der Universität Leicester.

Auch diese Erkenntnis spricht dafür, dass Musikdarbietungen letztendlich Informationen sind, die entsprechend positive oder negative Auswirkungen haben können.[27] An alle Landwirte unter Ihnen: Gönnen Sie Ihrem lieben Vieh doch einmal den Genuss von klassischer Musik. Sie können nur gewinnen. Doch was ebenso wichtig ist, uns Menschen nutzt es auch. Also warum nicht hin und wieder mal Musik hören, um uns zu entspannen? Ein Versuch ist es allemal wert, das kann ich Ihnen sagen!

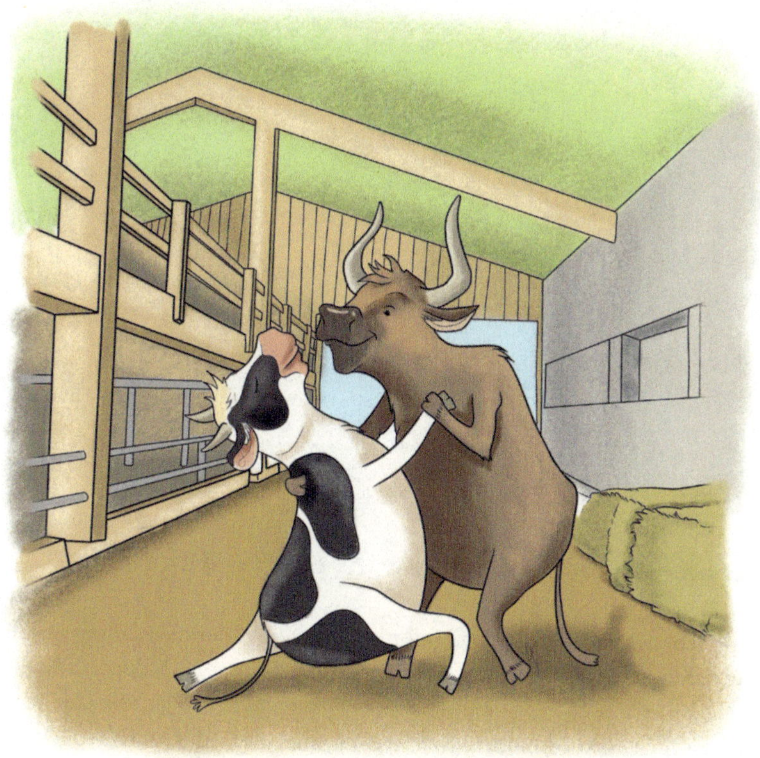

Mein wertvoller TIPP für Sie:

Sollten Sie sich in einer misslichen Situation befinden oder sehr traurig sein, so wählen Sie ein Musikstück aus, das Sie an ein wundervolles Ereignis erinnert. Legen Sie diese Platte oder die CD auf bzw. spielen Sie dieses Stück über Ihr Handy ab! Schließen Sie Ihre Augen und bauen Sie sich Ihre liebevolle und freudvolle Welt wieder auf. Wenn Ihre innere Welt wieder leuchtet, übertragen Sie dies automatisch auf die äußere Welt.

Nutzen Sie monotone Handlungen, um Ihr Gedankenkarussell zur Ruhe zu bringen – ob Yoga, Schwimmen, Spazierengehen oder ein Blick auf die Ostsee.

Zum Schluss möchte ich Ihnen noch einen speziellen Tipp von einem Freund weitergeben: Für ihn ist Fenster putzen DIE Methode, um sich zu beruhigen.

Warum es manchmal besser wäre, ein Hund zu sein

Vergleichen wir unser Riechorgan mit dem eines Hundes, ziehen wir definitiv den Kürzeren. Mit unseren läppischen 20 bis 30 Millionen Riechzellen käme ein Hund nicht weit. Bei Ihrem lieben Vierbeiner sind es immerhin ca. 200 Millionen Riechzellen, die sein olfaktorisches System **(Geruchssinn)** ausmacht.[28]

In diesem Zusammenhang erinnere ich mich immer wieder gerne an eine Geschichte, die meiner Tante Rosel passierte. Im Alter von vier Jahren wurde sie eines Nachts nach einer Feier in ihrem Heimatort (das könnten Sie heute auch nicht mehr machen) mit den beiden Jagdhunden nach Hause geschickt, da es schon ziemlich spät war. Interessant dabei ist, dass meine Tante Rosel tatsächlich die Fähigkeit besaß, mit jedem Tier zu kommunizieren. Sie konnte beispielsweise im Kaninchenstall oder in der Hundehütte mit den Tieren liegen, ohne auch nur ein einziges Mal gebissen zu werden. Sie redete einfach und immer mit allen Tieren. Als sie jedenfalls an diesem späten Abend von ihren beiden Jagdhunden auf dem ca. 45 Minuten dauernden Fußweg begleitet wurde und zu Hause ankam, merkte Rosel, dass sie den Haustürschlüssel verloren hatte. Was sollte sie jetzt machen? Sie sagte zu einem der Jagdhunde mit Namen Hussa: »Hussa, ich habe den Schlüssel verloren. Such ihn, sonst kommen wir nicht hinein!« Hussa rannte los und kam tatsächlich mit dem Schlüssel wieder. Tja, das war die Informationsübertragung von Mensch zu Tier pur – natürlich in Kombination mit dem Riechvermögen eines Vierbeiners.

Auch wenn wir nicht diesen Geruchssinn von Hunden haben, dürfte jedem bekannt sein, dass Gerüche spezielle Informationen enthalten und bei uns Emotionen auslösen. Wenn wir an einer Wiese vorbeifahren, die gerade frisch mit Jauche gedüngt wurde, so erfüllt dies nicht unbedingt unser Herz. Einem Almbauern, der damit groß geworden ist, vielleicht schon. Er verbindet es mit dem Begriff *Heimat.* Für einen echten Hessen, der in Frankfurt am Main groß geworden ist, wird das vielleicht eher der *Duft* der vorbeifahrenden PKWs sein.

Gehe ich an einem frisch gemähten Rasen vorbei, dann weckt dieser Duft in mir Kindheitserinnerungen. Denn diese Information wurde bei mir abgespeichert, als mein Vater im Sommer allwöchentlich den Rasen mähte. Ich sehe ihn förmlich vor mir, wie er den Rasen meditativ abschreitet. Es war nicht wirklich meditativ, sondern eher fast laufend. Mein Vater hatte da so seine eigene Geschwindigkeit. Auf meiner Gehirnfestplatte ist damit das Bild *Vater mäht Rasen* mit einem entsprechenden Geruch verbunden. Taucht solch ein Geruch in späteren Jahren wieder auf, dann sucht unser Gehirn auf der Festplatte regelrecht nach dem Bild, mit dem der Geruch ursprünglich abgespeichert wurde.

Durch meine Tätigkeit im Ultraschallbereich war ich schon in vielen Operationssälen. Dort roch es auch mal nach Pfefferminze oder nach Lavendel. Das war definitiv entspannter, als wenn man den Geruch von Sterillium und Operationsnarben *genießen* musste – insbesondere wenn ich dort mehrere Stunden verbringen durfte.

Studien bestätigen, dass beispielsweise in der Herzchirurgie eine Vernebler-Aromatherapie mit ätherischem Pfefferminzöl Übelkeit und Erbrechen in den ersten vier Stunden nach Extubation (Entfernung des Beatmungsschlauches) deutlich verringert.[29]

Die Information von reinem Lavendelöl verschafft beispielsweise auch Frauen nach der Entbindung als Badezusatz deutliche Erleichterung.

Auch bei minimalinvasiven Operationen, wie z. B. die Entfernung der Gallenblase, kann eine Aromatherapie unterstützen. In den benannten Studien wurden hierfür einer Gruppe von Patienten Wattebäusche mit Orangenessenz am Kragen fixiert, eine andere Gruppe erhielt nur geruchloses Traubenkernöl. In puncto Cortisol-Level (Angst- und Stressbereich) im Speichel ergaben sich deutlich verbesserte Ergebnisse bei der Gruppe, die die Orangenessenz eingeatmet hatte.[30]

Nun möchte ich Ihnen ein – wie ich finde – beeindruckendes Ergebnis einer Studie, die bei unseren älteren an Demenz leidenden Mitbürgern durchgeführt wurde, erläutern. Wer einmal in einem Pflegeheim war, wird verstehen, wovon ich rede (Politikern empfehle ich ein mindestens vierwöchiges Praktikum auf einer Demenzstation mit allem Drum und Dran. Ich hoffe, Sie wissen, was ich meine. Es würde diese Zeitgenossen sicherlich im wahrsten Sinne des Wortes auf den Boden der Tatsachen zurückbringen).

Doch um sicherzugehen, noch einmal von Beginn an: Demenzkranke sind oft unruhig, sie benötigen Struktur im Alltag!

Aber viele Versuche konnten inzwischen bestätigen, dass beispielsweise Lavendelöl mehr Ruhe und Gelassenheit einkehren lässt. Warum dies nicht einfach ausbauen und ausprobieren? Der eine wird vielleicht durch den Duft der Zitronenmelisse ruhiger, der andere aufgrund von Lavendelduft. Letztendlich ist es doch egal bei welchem Duft. Hauptsache, es wirkt und zaubert den Menschen ein Lächeln ins Gesicht. Ich kenne Seniorenheime, in denen natürliche ätherische Öle in jedem Raum genutzt werden, um eine heimelige Atmosphäre zu gestalten. Studien bestätigen den positiven Einfluss wohltuender Gerüche sogar auf Angst oder Klaustrophobie (Platzangst), wie beispielsweise mit Blütenölen von

Heliotropin, einer vanilleähnlichen Substanz. Dies konnte aufgrund von MRT-Untersuchungen nachgewiesen werden. Sie erinnern sich: Die Magnetresonanztomografie, also die Kernspinuntersuchung, basiert auf einem starken Magnetfeld innerhalb der *Röhre*, in welcher der Patient liegt. Und genau in dieser Art von Untersuchung konnte bei der Placebogruppe tatsächlich mehr Angstsymptome als bei der Gruppe, die mit den Ölen behandelt wurde, festgestellt werden.[31]

Hier werden somit psychologische und pharmakologische Wirkprinzipien in Betracht gezogen. Aber muss man denn immer tausende von Studien durchführen? Warum nicht einfach ausprobieren? »Wer heilt, hat recht«, lautet die Devise. Letztendlich kommt es darauf an, mit welcher Information und Schwingung von welchem Duft oder Öl wir in Resonanz gehen. Denn jede Information ist nichts anderes als eine Schwingung. Je nachdem, wie wir als Mensch schwingen, in welchem Frequenzzustand wir uns befinden, reagieren wir auf die unterschiedlichsten Informationen der verschiedenen Düfte. Eigentlich logisch. Denken Sie mal an die Gitarrensaiten im Raum.

Mein wertvoller TIPP für Sie:

Mit welchem Geruch verbinden Sie glückliche Gefühle aus Ihrer Kindheit oder mit einem anderen wundervollen Erlebnis? Holen Sie sich diese Gefühle ins Haus. Es gibt hervorragende ätherische Öle und Vernebler. Ein Vernebler steht auch in meinem Wohnzimmer. Wenn ich diesen mit Zitronenmelisse befülle, grinse ich automatisch wie eine Zitrone. Versuchen Sie es. Es funktioniert tatsächlich.

Im Übrigen eignet sich Pfefferminzöl hervorragend, um Ihre Konzentration zu steigern. Einfach in einen Vernebler oder einen Tropfen auf Ihr Handgelenk hinzugeben und den Duft mit geschlossenen Augen einatmen. Es wirkt …

Sie sind, was Sie essen

Haben Sie sich jemals Gedanken darübergemacht, ob und welche Informationen Ihr Schnitzel, Ihr abendlicher Cocktail oder die Packung Gummibärchen in Kombination mit der Tüte Chips enthalten und welche Auswirkungen diese auf Ihre Gesundheit haben können? – Ich gebe zu, ich lange Zeit auch nicht.

In einem früheren Leben muss ich mit Sicherheit ein Gummibärchen gewesen sein. Die Packungen, die ich verschlungen habe, ließen eine gewisse Firma mit dem Anfangsbuchstaben *H* eindeutig nur durch meinen Konsum überleben. Heutzutage bin ich – was ein Segen ist – davon abgekommen. An die Stelle der damals heißgeliebten Bärchen ist heute eine gute Zartbitterschokolade mit mindestens 75 % Kakaogehalt als (fast) täglicher Genuss getreten. Ab und zu überkommt es mich noch mit den Bärchen, dann achte ich jedoch auf die Menge. An die Stelle der Bärchen sind solche getreten, die mit Doppel-e geschrieben werden, nämlich wilde Blaubeerchen. Dazu jedoch später.

Wir starten unser Leben alle mit einer spezifischen Grundinformation, mit einer speziellen geordneten und gesunden Information in all unseren Billionen von Körperzellen. Da macht es doch mit Sicherheit Sinn, dass wir diesen Billionen von Körperzellen nur **Lebens-mittel** zukommen lassen, die ebenfalls eine spezielle Information und Ordnung enthalten. Alles andere würde uns ja in *Unordnung* bringen. Macht doch Sinn, oder?

Welche Lebensmittel zählen Sie dazu? Ich sage bewusst *Lebens-Mittel.* Denn es handelt sich dabei um Mittel, die auch Leben bringen und idealerweise am Leben sind, wenn sie durch unseren Mund den Weg durch den Körper beginnen.

Wenn ich über dieses Thema rede, fallen mir zunächst immer meine Eltern und Großeltern ein. Wenn sie damals von früher erzählt haben, dann davon, dass nur das gegessen wurde, was die Natur in der entsprechenden Jahreszeit zu bieten hatte. Das hatte den Vorteil, dass dieses Obst oder Gemüse für die Menschen optimal verträglich war. Was Mutter Natur in den unterschiedlichen Jahreszeiten an **Nahrungsinformation** zu bieten hat, scheint auf unsere Körper optimal abgestimmt zu sein. Somit kann die Nahrungsinformation die gesunde Information unseres Körpers stabilisieren, erhalten und unterstützen. Falls Sie noch mehr zum Thema *Ernährung* erfahren wollen, empfehle ich Ihnen an dieser Stelle einen der vielen Vorträge auf der Plattform der *Akademie für menschliche Medizin* von dem Präventionsmediziner Prof. Jörg Spitz.[32]

Aber wie sieht es heutzutage aus? Wann waren Sie das letzte Mal auf dem Kartoffelacker, haben die Kartoffeln frisch gehackt und danach direkt auf Ihren Tisch gestellt? Wenn ich ältere Herrschaften erzählen lasse, so fällt mir immer auf, dass meistens nur frisch bereitete und geerntete Lebensmittel auf den Tisch kamen (es stand ja auch im Normalfall kein Kühlschrank in der Küche, also konnte man die Nahrungsmittel auch gar nicht so lange aufbewahren).

Früher gab es aber auch noch gar keine Lebensmittelläden. Ich erinnere mich hierzu gerne an eine Geschichte meiner Oma, die sie mir vor langer Zeit erzählt hatte: Meine Oma war damals das erste Mal in einem sogenannten Lebensmittelladen. Da war sie ganz überrascht, dass sich die Menschen Produkte einfach so in ihre Körbe legen konnten. Zu diesem Zeitpunkt war damals auch gar nicht klar, dass man dafür zahlen musste.

Sie nahm sich also einen Korb und schaute sich ganz verwundert wie ein kleines Kind, das zum ersten Mal einen Supermarkt betritt und diese Vielfalt sieht, um.

Unter anderem erblickte sie auch Tomaten, die sie bis dato nicht kannte. So nahm sie sich einige Tomaten mit. Draußen angekommen, freute sie sich auf den Verzehr der roten Kugeln. Sie biss hinein und verzog das Gesicht. Später erzählte mir dann meine Oma, ihre Großmutter habe immer gesagt: »Im Leben esse ich keine Automaten mehr.« Wir lachen oft über diese Geschichte. Heute können wir uns das so gar nicht mehr vorstellen.

Letztens im Supermarkt hat mich hingegen die heutige Informationsflut an Lebensmitteln regelrecht übermannt. 80 bis 90 % aller Dinge, die dort als Lebens- oder als Nahrungsmittel verkauft werden, benötigt kein Mensch. Schauen Sie sich mal die Zutatenliste einiger Produkte an! Zum einen sind die Produktnamen oftmals nicht verständlich, zum anderen enthalten die meisten Fertigprodukte kaum oder gar kein Leben mehr. Sie sind also toter als tot. Es handelt sich dabei nur um gezüchtete Chemie. Wie soll diese Information an Chemiemüll unseren Körper dabei unterstützen, in seiner gehabten Ordnung zu bleiben? Es muss eine Chaosinformation sein, die unsere Billionen von Zellen Tag für Tag, Mahlzeit für Mahlzeit teilweise erhalten. Entschuldigen Sie bitte, wenn Sie, lieber Leser, nicht dazu gehören. Ich hoffe es sehnlichst.

In meinen Augen ist es sowieso ein Wunder, dass manche Menschen mit einer massiv schlechten Ernährung ihren Körper so lange auf Fahrt halten können. Nehmen wir als Beispiel den Zucker. Früher konnte man diesen nur in der Apotheke erhalten. Suchen Sie heute mal ein Nahrungsmittel ohne Zucker: Tüten und Soßen, Fertiggerichte und Tiefkühlobst. Überall ist Zucker enthalten. Ja, selbst bei Tiefkühlobst. Das wird mit Fructose angereichert, damit die einzelnen Fruchtstückchen nicht aneinanderkleben. Daher bitte ich Sie dringend, immer auch die Rückseite der Packung mit all den Zutaten zu lesen! Sollten Sie den Namen einer Zutat nicht verstehen oder aussprechen können, legen Sie die Packung bitte schnellstmöglich wieder zurück an ihren Ursprungsort!

All diese Zusatzstoffe sind uns nicht dienlich, wie wir mittlerweile wissen. Sie bringen die gesunde Grundinformation unserer Zellen regelrecht durcheinander.

Die Erkenntnisse der Wissenschaft geben uns recht, dass Ordnung nur mit Ordnung aufrechterhalten werden kann.

Mein wertvoller TIPP für Sie:

Essen Sie bitte Lebensmittel, die ursprünglicher Natur sind. Ich gebe zu, das ist nicht immer machbar. Bei Packungen und Tiefkühlkost schauen Sie bitte auf die Zutatenliste. Meines Wissens hat beispielsweise die Firma *FROSTA* komplett umgestellt auf ein Angebot ohne Zusatzstoffe.[33] Oft ist nämlich tiefgefrorenes

Gemüse vitaminreicher als Gemüse, welches tagelang im Regal herumlag und selbst zu alt und tot für ein Seniorenheim ist.

Auch regionales Gemüse und Obst ohne lange Transportwege ist für Ihren Körper wesentlich leichter zu verarbeiten. Achten Sie bitte auch auf das, was die Natur je nach Jahreszeit zu bieten hat. Müssen es zu Weihnachten unbedingt Erdbeeren sein? Apfelsine und Co. schmecken dann doch auch wunderbar.

Sollten Sie dennoch das Gefühl haben, einige Lebensmittel nicht zu vertragen (Blähungen, Verstopfung), empfehle ich bei einem Therapeuten Ihres Vertrauens um Rat zu fragen. Vielleicht fehlen Ihrem Darm die entsprechenden Mikroorganismen. Auch eine Stuhluntersuchung kann Klärung bringen.

Wie Intuition und Remote Viewing uns wirklich ans Ziel bringen

Direkt zu Beginn möchte ich Ihnen ein Beispiel zum Thema **Intuition** geben. Mein Bruder fuhr vor Jahren zur See, um seinen Lebenstraum *Kapitän zur See* zu verwirklichen. Vor dem Studium war er viele Monate weltweit unterwegs. Damals schrieb man noch Briefe und konnte sich nur über das Norddeich-Radio einmal pro Monat (die Minute kostete zehn D-Mark) erreichen, sodass das Schiff auch geortet werden konnte. Jedenfalls wusste es meine Mutter immer im Voraus, wann ein Brief kommen würde. Sie stand auf und sagte: »Heute beeile ich mich mit der Hausarbeit, denn es kommt ein Brief.« Und so war es dann auch. Das nennt man Intuition.

Eine andere Geschichte ereignete sich 1995 in den USA, als ein Zwillingspärchen 12 Wochen zu früh auf die Welt kam. Beide Mädchen lagen in getrennten Brutkästen. Nach drei Wochen verschlechterte sich auf einmal der Zustand des einen Zwillings dramatisch. Eine Krankenschwester hörte auf ihr Herz und handelte intuitiv. Sie nahm das sterbende Zwillingsmädchen aus dem Inkubator und trug sie zu ihrer Schwester. Dieses kleine Wesen schien die Not zu spüren und legte sogleich den Arm um ihre Schwester. Sofort normalisierten sich alle Vitalparameter und beide konnten nach einigen Wochen gesund entlassen werden. Dieses Foto ging um die Welt.[34] Dies sollte wohl allen Skeptikern deutlich zeigen, dass es mehr Informationen zwischen Himmel und Erde gibt, als uns erzählt wird. Die Kleine hatte die Not ihrer Schwester gespürt, von Herz zu Herz, und einfach intuitiv ohne Worte gehandelt.

Wie ist dies *wissenschaftlich* zu erklären?

Wir *Westler* wollen immer alles messen, belegen und mit hunderten von Studien untermauern. Bei den Aborigines und indigenen Völkern gibt es auch keine Studien. Sie leben genau so, wie es ihnen ihre Vorfahren vorgelebt haben und vertrauen einfach darauf. Haben Sie schon einmal gesehen, dass eine indigene Person, wenn sie in der Steppe läuft, auf den Boden schaut? Weit gefehlt. Er schaut entweder voraus oder in den Himmel und lässt sich den Weg von den Sternen zeigen. Er hat nämlich VERTRAUEN.

Auf die Frage meinerseits an einen Schamanen, den ich vor einigen Jahren treffen durfte, wie er denn im Urwald immer die richtigen Arzneipflanzen finde, meinte er grinsend: »Ich stelle zuerst die Frage, welche Pflanze jetzt für meine Gesundheit wichtig ist, und dann gehe ich los. Ab da führt mich *die geistige Welt*, nennen wir es *Intuition*, zu der Pflanze, die ich momentan benötige. Es ist ganz einfach! Du musst nur auf dein Herz hören, es sendet dir alle Informationen und führt dich zu der richtigen Pflanze für deinen Organismus!« Da stand ich nun und dachte mir nur, dass es manchmal besser gewesen wäre, im Urwald geboren worden zu sein.

Doch ich möchte Ihnen noch von etwas anderem Spannenden erzählen: Haben Sie schon einmal von **Remote Viewing** gehört? Übersetzt wird es mit *Fernwahrnehmung*. Nennen wir es einfach mal *Hellsehen*. Doch was ist es und wie funktioniert es? Remote Viewing ist eine Methode, die es ermöglicht, unabhängig von Raum und Zeit, nur durch eine gedankliche Tätigkeit, jede mögliche Information zu bekommen. Seit den Neunzigerjahren ist diese Methode auch in Deutschland verbreitet. Da ich ein neugieriger Mensch bin, habe ich bereits mehrmals an solchen Remote Viewings teilgenommen. Ich wollte mal schauen, ob das wirklich funktioniert.

Es ist mittels eines bestimmten Gehirnzustandes möglich, die Informationen des Unbewussten anzuzapfen. Letztendlich fahren wir immer unsere Antennen aus, um an Informationen zu kommen. Man vermutet, dass hier die Zirbeldrüse als zentrales Organ von Bedeutung ist. Sie ist sozusagen unsere Antenne ins Unbewusste. Erinnern Sie sich noch an den Begriff des *dritten Auges*? Die Zirbeldrüse sitzt in der Mitte Ihres Kopfes und ist ungefähr erbsengroß. Wenn sie nicht mit Informationsmüll durch falsche Ernährung, Medikamente etc. dicht ist, kann die Wahrnehmung unter anderem über sie erfolgen. Sollten Sie, lieber Leser, von Natur aus begabt sein, dann klappt dies auch direkt, bei den meisten bedarf es jedoch sehr viel Übung.[35]

Nach einem standardisierten Frage- und Antwortverfahren werden Ihre Gehirnhälften synchronisiert und dabei müssen Sie versuchen – rein intuitiv – Antworten auf Fragen zu formulieren. Ohne irgendeinen Gedanken zu verfolgen, wird dann der erste Impuls niedergeschrieben. Nach mehrfacher Teilnahme an solchen Remote Viewings war ich selbst überrascht, inwieweit es wirklich zu Übereinstimmungen kommt, wenn Frau oder Mann Ihren *Denkapparat* wirklich ausschaltet und sich nur auf die Fragen fokussiert.

Mein wertvoller TIPP für Sie:

Fangen Sie an, wieder auf Ihr Bauchgefühl zu hören. Es redet ständig mit Ihnen. Leider überhören wir es allzu oft, da wir – in einer Multitasking-Gesellschaft lebend – viele Dinge gleichzeitig abarbeiten wollen. Steht eine wichtige Entscheidung an, dann setzen Sie sich in Ruhe hin; legen Sie eine Hand auf Ihr Herz, die andere auf Ihren Bauch. Atmen Sie ca. zwei Minuten lang 15 Sekunden aus und fünf Sekunden ein (dadurch beruhigen Sie Ihren Sympathikus, also Stressnerv, und stärken Ihren Parasympathikus, gemeint ist der Ruhenerv). Schließen Sie dabei die Augen und schauen Sie, welche Antwort Sie spontan *hören*.

Legen Sie sich einen Notizblock mit Stift auf Ihren Nachttisch sowie in Ihre Handtasche, wenn Sie unterwegs sind. Mir geht es oft so, dass ich – wenn ich in der Ruhe bin – Impulse erhalte. Schreibe ich diese nicht auf, sind sie schnell wieder vergessen.

Kapitel 4
Wie die Blaubeere mich fand!

In diesem Kapitel möchte ich Ihnen erzählen, wie es dazu kam, dass die **Blaubeere** eine so große Rolle in meinem Leben spielt. Fragen wie »Hat die Blaubeere mich oder habe ich die Blaubeere gefunden?« oder »Warum gerade mich?« werden sich dabei erübrigen. Doch grundsätzlich möchte ich Ihnen die Frage, die Sie sich wahrscheinlich gerade selbst stellen, beantworten: »Warum eigentlich die Blaubeere?«

Warum habe ich die wertvolle Information der wilden Blaubeeren nicht schon vor 25 Jahren entdecken dürfen, als ich sehr krank auf der Intensivstation lag?

Die Zeit war einfach noch nicht reif. Ich durfte und musste gewisse Erfahrungen machen, damit ich die Essenz und die Kraftinformation der wilden Blaubeere wirklich erkennen konnte. Dazu war ich zum damaligen Zeitpunkt einfach noch nicht in der Lage. Ich hätte es damals nie als Lebensaufgabe angesehen, mein Wissen über die Prävention und Gesunderhaltung sowie die *Information als Medizin alltagstauglich* und verständlich an die Menschen weitergeben zu dürfen. Tatsächlich hat mir dann die Blaubeere dabei geholfen, aus diesem Gedankenkonstrukt herauszukommen. Sie unterstützt mich bis heute immer noch jeden Tag dabei und dafür möchte ich mich heute bedanken: »Danke!« Doch was hat es mit dieser wilden Blaubeere auf sich?

Fragen Sie einmal einen indigenen Einwohner nach der Bedeutung der wilden Blaubeere, so antwortet er Ihnen: »Die Blaubeere beinhaltet die Kraft des großen Geistes.«

Ich gebe zu, anfangs reagierte ich auch entgeistert und fragte mich, was denn die *Kraft des großen Geistes* bedeuten solle. Nun versuchen Sie mal einen Blaubeerenstrauch auszurotten. Wohlgemerkt spreche ich hier von wilden Blaubeeren, die im Übrigen in unseren Breitengraden in dieser Form mit ihren wertvollen Inhaltsstoffen nicht zu finden sind. Egal ob Feuer, Wind, Wasser oder Stürme, einen Blaubeerenstrauch kann man nie vollständig zerstören. Nach jedem Chaos im Außen wächst er an einer anderen Stelle prächtiger und schöner denn je zuvor. Genau das lässt sich auch auf unser Leben übertragen. Auf mein Leben auf jeden Fall! Was wäre, wenn wir diese geheimnisvolle Urkraft und -information auch für uns als Menschen nutzen würden?

Die wilde Blaubeere, besser gesagt ihre Anthocyane, das sind spezielle Farbstoffe im Zellsaft, und andere ihrer wertvollen Inhaltsstoffe haben einen unfassbar großen Informationsgehalt. Man munkelt, dieser sei umfangreicher als das Datenvolumen des gesamten Internets, also für uns nicht fassbar.[36]

Sie helfen uns, gerade in diesen stürmischen Zeiten im Gleichgewicht zu bleiben. Daher wird die Blaubeere auch als Adaptogen bezeichnet. Adaption heißt Stressanpassung. Leider hören wir davon in diesen Zeiten relativ wenig. Hafer und Ginseng gehören dabei ebenfalls zur Familie der Adaptogene, genauso wie die Rose mit ihrem wundervollen Duft.

Doch fangen wir zunächst mit der Farbe an. Was kann die Farbe *Blau* in einem Menschen, in der Psyche und im Immunsystem bewirken? *Blau* wirkt beruhigend und harmonisierend. Mit der Farbe *Blau* verbinden wir Menschen auch das Wasser. Erinnern Sie sich noch? Der menschliche Körper besteht fast nur aus Wasser.

Sie waren doch bestimmt schon einmal in einem Kosmetikstudio, lagen auf einer Massageliege oder in einer Farbsauna. Mit Blick an die Decke sahen Sie sicher oft die Farben Blau, Rot, Gelb und Grün durchlaufen. Und das nicht ohne Grund! Denn die Farbe *Blau* bringt uns immer wieder in die Ruhe. Dies können Sie in zahlreichen Studien nachlesen, weshalb ich hier auch gar nicht weiter darauf eingehen möchte.[37]

Die wilde Blaubeere wird auch *Sternenfrucht* genannt. Schauen Sie sich dafür beim nächsten Einkauf einmal eine wilde Blaubeere an. Zugegebenermaßen finden Sie diese Sternform auch bei den Kulturheidelbeeren. Eine Seite sieht tatsächlich aus wie ein Stern.

Doch zwischen der wilden Blaubeere und der Kulturheidelbeere besteht ein riesiger Unterschied. Wilde Blaubeeren finden Sie hierzulande kaum noch. Wie können Sie, lieber Leser, diese dann unterscheiden?

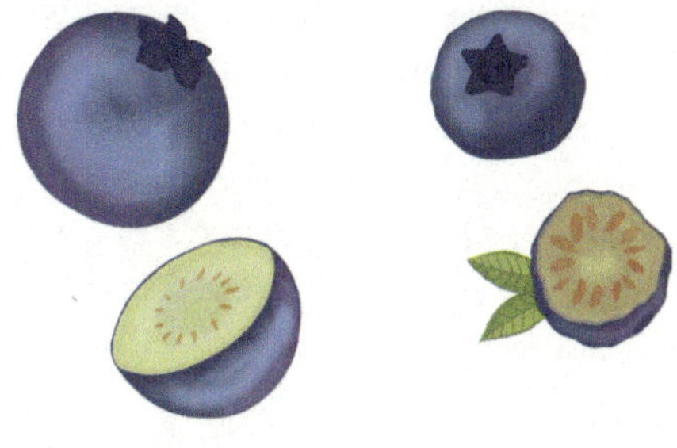

Kulturheidelbeeren sind groß. Ihr Fruchtfleisch ist blass und hell. Denn die wertvollen farbigen Inhaltsstoffe, die Anthocyane, fehlen dort fast gänzlich. In Ermangelung von wilden Blaubeeren konsumiere ich diese manchmal auch noch. Jedoch schmecken sie meistens wie Wasser. Ihre Inhaltsstoffe zeigen kaum eine Wirkung in Sachen Gesundheit. Das ist auch logisch, denn solch eine Kulturheidelbeere wird ja gehegt und gepflegt. Wozu sich also anstrengen und Abwehrstoffe bilden? Das erledigt doch der Bauer oder der Gärtner.

Wilde Blaubeersträucher dagegen müssen sich regelrecht gegen äußere Einflüsse wehren und vor allen Dingen an die neuen Wetterbedingungen anpassen. Das erfordert die massive Bildung von Abwehrstoffen, die wir dann mitaufnehmen dürfen. Diese Beeren sind klein und schrumpelig, ihr Fruchtfleisch tiefblau und unsere Zähne sowie Zunge verfärben sich, wenn wir sie vernaschen.

Also warum nicht die Essenz der wilden Blaubeeren für die Menschen zugänglich machen? Warum nicht mit diesen geheimnisvollen Kräften sie wieder in die Gesundheit führen? Doch wie kann das geschehen?

Ich bin wahrlich stolz sagen zu können, dass ich die Essenz der wilden Blaubeere bündeln konnte und sie den Menschen nun zur Verfügung stellen kann. Ja, ich sehe schon, jetzt denken einige Leser: »Ach Gott, jetzt hat sie so etwas in eine Pille gepresst und will es verkaufen.« Dazu sage ich jedoch ganz klar »JA«! Was ist denn daran verwerflich? Ich wäre damals dankbar gewesen, wenn es solch eine Essenz gegeben hätte. Darauf bin ich absolut stolz. Ich bin stolz, die Essenz einer bestimmten wilden Blaubeersorte gefunden zu haben, die Ihnen in Ihrer Genesung und Ihrer Gesundheit helfen kann. Wie sagt eine gute Bekannte von mir immer? »Es handelt sich um Frequenzmedizin.« Dem kann ich nun hinzufügen, dass es sich dabei um eine wahrhaftig kosmische Intelligenz handelt.

Die meisten Menschen sprechen immer nur von dem hohen antioxidativen Potenzial der wilden Blaubeere. Antioxidantien sind nichts anderes als Rostschutz für den Körper. Daran ist auch nichts falsch. Es ist wichtig, sich diesen Rostschutz aufzubauen. Sie kennen vielleicht die sogenannten freien Radikale. Diese bilden sich dann, wenn einer Zelle ein Elektron fehlt. Dann *klaut* sich die Zelle, der dieses Elektron fehlt, eines von einer anderen Zelle und wird so zum freien Radikal. Doch die wilde Blaubeere ist viel mehr.

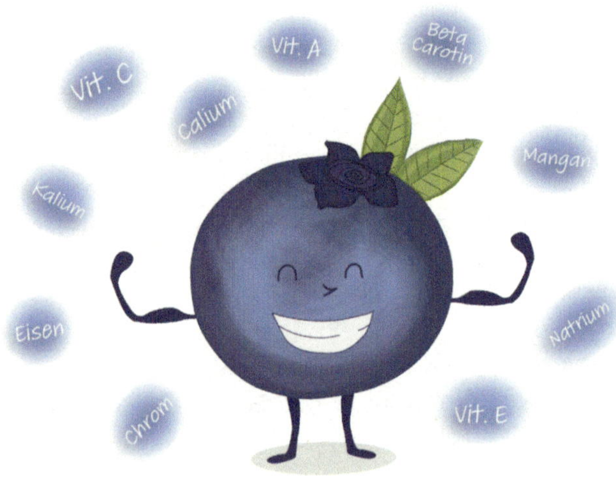

Dank ihrer wertvollen Abwehrkraft, die sie in Millionen von Jahren entwickeln konnte, sind ihre Wirkungskräfte riesig. All diese Kraft können Sie durch die Blaubeere in sich aufnehmen. Ihre Inhaltsstoffe können Sie bei diversen gesundheitlichen Problemen unterstützen. Es hilft auch bei Entzündungen, denn die Inhaltsstoffe der wilden Blaubeere können massiv entzündungshemmend wirken. Das Wort *wirken* darf ich ja eigentlich nicht wirklich sagen, denn eine Blaubeere können Sie nicht patentieren. Die europäische Health-Claims-Verordnung hat da relativ strenge Vorschriften. Somit sage ich stattdessen, dass Sie Ihr Wohlbefinden damit unterstützen können.

Schon Hildegard von Bingen (1098-1179) wusste diese großartige Fähigkeit der wilden Blaubeeren zu nutzen. Sie verabreichte getrocknete wilde Blaubeeren bei Durchfall und bei Magen-Darm-Erkrankungen.[38]

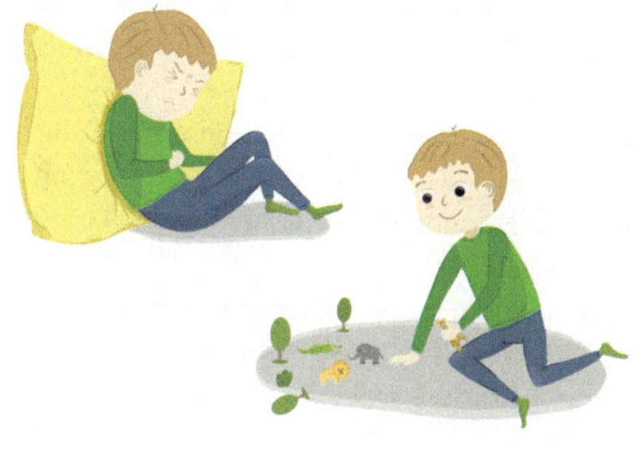

In den USA bemerkten tatsächlich einmal einige Menschen, dass sich auch deren Insulinspiegel verbesserte, wenn sie neben dem Pflücken eine große Menge an Blaubeeren konsumiert hatten. Denn die Blaubeere hilft auch, den Insulinspiegel wieder auszugleichen.[39] Ich empfehle sie deshalb jedem Diabetiker Typ 2 (aber natürlich auch Typ-1-Diabetikern).

Für alle interessierten Leser unter Ihnen: Durch spezielle Inhaltsstoffe wie Quercetin oder auch Ferulasäure kann Ihr Hautbild verbessert werden. Den Kosmetikern unter Ihnen wird das bereits bekannt sein. Alles in allem können die Inhaltsstoffe dazu dienen, Ihre Zellen zu schützen. Nicht nur in diesen aufreibenden Zeiten ist das besonders wichtig für uns und unser Immunsystem.

Auch ein spezielles Experiment, das als *Morris water maze* bekannt ist, zeigt interessante Einblicke: Hierbei wird gemessen, wie schnell Mäuse ein Wasserlabyrinth durchqueren. Es konnte herausgefunden werden, dass die Gabe von Blaubeeren sich in einem Teil des Gehirns der Nager niederschlägt, der für die Verbesserung der Gedächtnisleistung zuständig ist, der sogenannte Hippocampus (Seepferdchen). Dadurch durchqueren die Mäuse das Wasserlabyrinth schneller als ohne die Unterstützung der wilden Beeren.[40]

Auch unsere Augen benötigen Hilfe in diesen digitalen Zeiten. Sie schauen und starren oft stundenlang in künstliches Licht, sprich auf den

PC oder das Handy. Ihr Blickradius wird nicht ausgenutzt, die Muskeln verkürzen sich. Durchblutungsstörungen können die Folge sein, leider auch schon bei den Jüngsten. Heidelbeerextrakte und frische Früchte können hier unterstützend eingesetzt werden. Viele Augenoptiker berichten in dieser Hinsicht von ihren positiven Erfahrungen.[41] Sollte sich also der ein oder andere Augenoptiker unter Ihnen befinden, so ist Ihnen die Blaubeere sicherlich ebenfalls bekannt.

Zu guter Letzt gibt es da auch noch unsere Zähne und unser Zahnfleisch. Da leider in den letzten Jahren die Parodontitis, die Zahnfleischentzündung, massiv zugenommen hat, können auch hier wieder die wilden Früchtchen angewendet werden.

Ein wertvolles Blaubeerenextrakt zu konsumieren, kann Sie also auf vielen Ebenen unterstützen. Jedoch stellt sich hier ebenso die Frage, wo die Blaubeere nicht helfen kann. Ehrlich gesagt fällt mir dazu nichts ein.

Ich erhalte täglich wertvolle Rückmeldungen von Patienten, Kunden und Klienten. Eine Rückmeldung, die mich besonders zu Tränen gerührt hat, betraf den Vater einer Klientin. Sie schrieb, dass ihr Vater an einer Vorstufe von Alzheimer erkrankt sei und Probleme bei der Wortfindung habe. Auch das Zahlenschreiben klappe nicht mehr so recht.

Nach einigen Wochen schrieb sie mir unter Tränen, dass sich die Kommunikation mit ihrem Vater durch die Einnahme meines Blaubeerenextrakts deutlich gebessert habe, er sogar die Zahlen einer Uhr wieder schreiben könne. Dies hat mich zutiefst bewegt.

Eine weitere Geschichte, die ich Ihnen an dieser Stelle erzählen möchte, handelt von einem 16-jährigen Jungen. Er hatte Hashimoto (eine Autoimmunerkrankung der Schilddrüse, ebenfalls eine Entzündung). Seine Oma bestellte immer wieder Blaubeeren, sprich das Blaubeerenextrakt.

Ich wunderte mich und fragte sie, wie viel sie denn jetzt davon konsumieren würde, denn so viele Kapseln benötige sie doch gar nicht. Sie sagte mir, dass ihr Enkel sie immer nähme. Dieser Enkel wurde ihrem Bericht nach zur Blaubeere **magisch**, ja **intuitiv** hingeführt. Er warf sogar heimlich die Medikamente für die Schilddrüse weg und konsumierte stattdessen die Blaubeere. Wie durch ein Wunder ging es ihm tatsächlich bald besser, die Schilddrüsenwerte normalisierten sich. Nun sollte er jedoch auch noch ADHS haben. Ich sage bewusst, er sollte es haben. Denn auch hier veränderte sich durch die Einnahme des Blaubeerenextrakts etwas zum Positiven: Er wurde ruhiger und ausgeglichener. Kann man das wirklich ein Wunder nennen?[42]

Ich könnte Ihnen an dieser Stelle unendlich viele Geschichten erzählen, Geschichten von Rheumapatienten bis hin zu Schmerzpatienten und Darmerkrankten. Daher kann ich es Ihnen nur wärmstens ans Herz legen: Die Inhaltsstoffe der wilden Blaubeere sind ein wahrer Alleskönner.[41]

Mein wertvoller TIPP für Sie:

Lassen Sie uns zurück zu den Ursprüngen der Natur gehen. Lassen Sie uns wieder die Essenzen und Extrakte von Pflanzen nutzen, die Mutter Natur uns gegeben hat. Auch Medikamente basieren letztendlich auf einem *Abschauen* von der Natur. Leider werden diese Mittel meist synthetisch, d. h. künstlich hergestellt. Vertrauen Sie bei Ihren Heilungsprozessen alten, bewährten Stoffen. Angefangen von der Brennnessel für die Entschlackung über den Hafer als Adaptogen bis hin zur natürlich wilden Blaubeere, jedoch in wertvoller Extraktform. »Probieren geht über Studieren«, sagt man. Was haben Sie also zu verlieren?

Kapitel 5
Beinhalten Medikamente auch eine Information?

Haben Sie sich schon einmal gefragt, was das Wort *Medikament* eigentlich bedeutet?

Der Begriff *Medikament* kommt aus der lateinischen Sprache (medicina) und bedeutet *von derselben Wurzel*. Der Begriff *Arznei*, der mittelhochdeutsch *arzenīe* heißt und die Bedeutung *Heilkunde, Heilkunst und Heilmittel* hat, wird in gleicher Weise verwendet. Es handelt sich also um einen Stoff (Arzneistoff) oder eine Zubereitung aus Stoffen, der *zur Heilung oder zur Verhütung menschlicher Krankheiten* bestimmt ist.[43]

Was aber haben Medikamente heute noch mit den Heilmitteln gemein, so wie sie ursprünglich einmal beabsichtigt waren? Hier kommen mir spontan homöopathische *Medikamente* in den Sinn. Sie werden hergestellt, um Gleiches mit Gleichem zu behandeln. Beispielsweise nach einem Magen-Darm-Infekt hilft die Brechnuss (Nux Vomica). Die heißt wirklich so. Sie hilft im Übrigen auch bei Übelkeit und Erbrechen in der Schwangerschaft. Der Mensch nimmt damit eine Information auf, um die Ursprungsinformation wieder ins Gleichgewicht zu bringen. Nux Vomica geht also in die Resonanz mit der vorhandenen Übelkeit. Ist doch genial, oder?

Doch wie sieht es mit den *richtigen Medikamenten*, wie Antibiotika und Co., aus? Antibiotika sind eine hervorragende Erfindung und in Notsituationen absolut angebracht. Doch möchte ich betonen, dass sie bitte nur in Notsituationen und nicht bei jedem grippalen Infekt eingesetzt werden sollten. Denn wenn eine Krankheit durch Viren verursacht wurde, helfen Antibiotika dabei nicht. Die vorhandenen Zahlen zeigen aber ein anderes Verhaltensmuster unsererseits. Haben Sie eine Ahnung, wie viele Antibiotika pro Jahr abgegeben werden? Halten Sie sich fest: Im Jahr 2015 waren es 384 Millionen definierte Tagesdosen. Dazu stieg der Verbrauch in den Jahren 2005 bis 2015 um 65 %. Das Ende vom Lied ist, dass sich immer mehr Resistenzen bilden (Krankheiten, bei denen die Antibiotika nicht mehr wirken).[44]

Mit jedem **Medikament** gelangt eine neue Information in den menschlichen Körper. Es ist nur die Frage, wie diese Information wirkt, und vor allen Dingen, was diese Information beinhaltet. Jedes Arzneimittel, jedes Medikament, welches dem Körper zusätzlich zugeführt wird, muss irgendwie verarbeitet werden, da es von der Natur aus eigentlich nicht vorgesehen ist. Unser Körper versucht also, mit dem, was er hat, diesen *neuen Mitbewohner* irgendwie zu verarbeiten und in sein System einzubauen. Dazu benötigt er mehr Kraft in Form von Vitaminen und Vitalstoffen.

Doch trotz der zusätzlichen Arbeit, die diese Medikamente für unseren Körper verursachen, zeigt ein Auszug aus *Die Statistik* den enormen Arzneimittelumsatz von verschreibungspflichtigen Generika, sprich Nachahmerpräparate und Originalpräparate, im Zeitraum von 2006 bis 2026. Allein im Jahr 2019 wurden mit rezeptpflichtigen Generika weltweit rund 79 Milliarden US-Dollar umgesetzt. Die Zahlen steigen tatsächlich leider stetig an.[45]

Jetzt aber kommt das Unglaubliche: Im Jahr 2018 belief sich der Medikamentenverbrauch von gesetzlich Versicherten in der Altersgruppe von 15 bis 19 Jahren (!) auf durchschnittlich 206,4 DDD pro Kopf. DDD steht hier für definierte Tagesdosis.[46]

Laut dem Branchendienst IQVIA belief sich also der Arzneimittelumsatz in deutschen Apotheken im Jahr 2021 auf rund 46,1 Milliarden Euro.[47]

Was halten Sie davon, diese Unsummen zu investieren? Wie wäre es stattdessen, das Geld in die Prävention, also in die Krankheitsvorsorge, wie beispielsweise in die Grundausstattung von Vitamin D jedes Deutschen zu investieren? Dann hätten diese Ausgaben wenigstens einen Sinn. Gerade dazu fallen mir die Seniorenheime ein. Denn die alten Herrschaften sehen die Sonne mit Sicherheit nicht täglich und haben dadurch bestimmt einen erhöhten Vitamin-D-Bedarf.

Machen wir einen kurzen Ausflug und schauen uns einmal das Vitamin D an. In Kapitel 10 geht es dann mehr ins Detail. Nur so viel sei gesagt: Es handelt sich hierbei um ein Hormon, das unser Immunsystem benötigt, um optimal arbeiten zu können. Es wird für fast alle Zellen, Blutgefäße, Herzmuskeln und die Skelettmuskulatur benötigt, damit diese reibungslos arbeiten können. Es gibt Berechnungen des Vitamin-D-Forschers Prof. Dr. Amin Zittermann, die zeigen, dass durch die Verbesserung einer Vitamin-D-Versorgung der deutschen Bevölkerung Gesundheitskosten bis zu 37,5 Milliarden Euro pro Jahr eingespart werden können.[48] Das wäre natürlich ein Traum!

Im Unterschied dazu werden meiner Meinung nach Medikamente jedoch eher wie Nahrung angesehen und auch so aufgenommen. Daher ist es an der Zeit die Menschen darüber aufzuklären. Sie wissen leider oftmals nicht, wie sie sich und ihren Körper in vielerlei Hinsicht damit schaden.

Als ich zum Beispiel letztens in einem Café zum Frühstück verabredet war, saß am Nebentisch ein Ehepaar mittleren späten Alters, so ca. 65 Jahre jung. Die Frau reichte dem Mann zum Kaffee (man beachte die hervorragende Kombination) seine Blutdrucktabletten. Ich war bei diesem Anblick so entsetzt, da fehlten mir tatsächlich die Worte. Am liebsten wäre ich aufgesprungen und hätte diesen Mitbürgern erklärt, was sie sich damit zufügen. Jedoch wurde ich gut erzogen und hielt mich somit zurück. Auch habe ich in den letzten Jahrzehnten gelernt, mein Therapeuten- bzw. Seelsorgergen zu drosseln und erst dann aktiv zu werden, wenn ich wirklich gefragt werde. Das ist trotz allem nicht immer ganz einfach.

Doch auch schon den Jüngsten unter uns werden eifrig Medikamente verabreicht. In den Kindergärten und Schulen wird den Kindern, die angeblich ADHS oder ADS (das Aufmerksamkeitsdefizitsyndrom) haben, Ritalin verabreicht. Ich sage mit Absicht *angeblich* denn oft stecken dahinter ganz andere Ursachen, wie beispielsweise ein gestörter Darm. Wie wir alle wissen, ist der Darm unser größtes Immunsystem. Hier empfehle ich also, zunächst einmal die Darmflora untersuchen zu lassen und die Ernährung zu hinterfragen. Manchmal fehlen *nur* die richtigen *Untermieter* (so nenne ich liebevoll unser Mikrobiom, die kleine Bakterienwelt im Darm), um die Nahrung aufzuspalten. Kuhmilchprodukte und Weizen gilt es dann zu reduzieren und durch Alternativen zu ersetzen.

Die Mütter wollen schließlich das Beste für ihre Kleinen und hören auf den Rat ihrer Therapeuten. Auch die wollen natürlich nur das Beste, wissen es aber oft leider nicht besser. Aufklärung ist daher auch hier angesagt.

Doch wie verhält es sich mit uns Erwachsenen? Wir müssen nicht mehr großgezogen werden und brauchen dazu schon gar keine künstlichen Hormone. Doch all das nehmen wir trotzdem mit der Kuhmilch auf. Sie ist hervorragend dazu geeignet, um ein Kalb großzuziehen, genau wie die Muttermilch für das Baby das Wertvollste ist. Doch Sie als Erwachsener trinken ja auch kein Glas Muttermilch pro Tag. Leider trinken dennoch viele von uns viel zu viel Kuhmilch, die die Zellzwischenräume verschlackt. Dann können auch die erhaltenen Informationen nicht mehr von A nach B transportiert werden. Menschen mit Lungenproblemen empfehle ich daher sehr, die Kuhmilchprodukte zu ersetzen. Denn die Atmung kann durch die Verschlackung des Zellzwischenraums massiv behindert werden.

Ich erinnere mich an ein Telefonat mit einer jungen Mutter, die mir von ihrem *hibbeligen*, besser gesagt unruhigen Sprössling im Alter von 11 Jahren berichtete. Nach einem ausführlichen Gespräch inklusive Auflistung aller Speisen und Getränke wurde schnell klar, dass der junge Mann die falschen *Untermieter* in seinem Darm mit sich führte. Eine Stuhluntersuchung bestätigte dies. Schritt für Schritt stellten wir die Ernährung um. Der Junge startet heute gemeinsam mit seiner Mutter morgens mit einem Haferbrei, gemischt mit Zimt und Nüssen, in den Tag, trinkt seither mehr Wasser und kaum noch reine Fruchtsäfte. Weizen wurde durch Roggen sowie Dinkel und Milchprodukte ebenfalls durch Alternativen ersetzt. In Kombination mit guten Darmbakterien und einem Vitalstoffkomplex wurde der Junge von Woche zu Woche ruhiger. Es war sehr schön, das mit ansehen zu dürfen. Parallel dazu änderte die ganze Familie ihre Ernährungsgewohnheiten und die Mama war glücklich.

Selbst Berufstätige nehmen an 250 Tagen im Jahr Medikamente ein (dies berichtete das Deutsche Ärzteblatt 2016 aus dem Gesundheitsreport der TK (Techniker Krankenkasse)).[49] Es ist ja auch bequem: Ich habe Schmerzen oder Beschwerden, laufe zum Therapeuten und erhalte eine

Pille. Schnell sind die Schmerzen weg. Rein subjektiv betrachtet stimmt das schon; schließlich werden diese Schmerzen aber nur überdeckt und quellen an anderen Stellen wieder hervor. Irgendein Schlupfloch, eine Schwachstelle finden sie immer. Bei mir war damals durch einen Magen-Darm-Virus mein Darm dermaßen geschädigt, dass der potentielle Virus zum Herzmuskel wanderte. Das war zu diesem Zeitpunkt meine Schwachstelle.

Bei einem anderen Zeitgenossen sind es vielleicht die Gelenke oder die Nieren. Die Viren und Bakterien finden ihren Weg, wenn der Darm nicht optimal in Ordnung ist.

Ich gebe zu, es ist eine praktische und scheinbar einfache Lösung, eine Tablette einzuwerfen, um weiter im Schwungrad des Lebens mitzulaufen und die Selbstverantwortung wieder abgeben zu dürfen.

Auch hier heißt das magische Wort: **Selbstverantwortung**. Überlegen Sie sich bei Beschwerden, wann alles angefangen hat, auch wenn es Jahre zurückliegt. Natürlich sollten Sie in akuten Fällen in die Klinik oder zu einem Facharzt. Das ist selbstverständlich. Jedoch kann sich im *chronischen Fall* eine derartige Detektivarbeit lohnen. Bitte hinterfragen Sie immer alles, was Ihnen an Diagnosen und Therapien vorgeschlagen wird. Das sage ich auch meinen Patienten und Klienten: »Glauben Sie mir nichts, sondern überlegen Sie, ob sich das Gesagte für Sie stimmig anfühlt. Holen Sie sich unbedingt eine zweite Meinung ein.« Denn nur zusammen sind wir stark. Es gibt in Deutschland bereits Kliniken, in denen beispielsweise die traditionelle chinesische Medizin mit der Schulmedizin kombiniert wird. Hervorragend!

Wie ich schon vorhin erwähnt habe ist jedes Medikament von Natur aus nicht für unsere Körper vorgesehen. Das bedeutet, jedes Medikament wird von unserem Körper als Fremdkörper angesehen. Wenn Sie beispielsweise in Ihrem PKW auch nur eine einzige Schraube zusätzlich einbauen möchten – na dann wünsche ich Ihnen viel Spaß. Das funktioniert nur, wenn Sie an einer anderen Stelle ein Teil herausnehmen. Daraufhin wird Ihr PKW mit Sicherheit auch nicht mehr so laufen, wie Sie es sich wünschen. So verhält es sich auch mit Ihrem Körper. Sie leben in einem ausgeklügelten, einzigartigen Wunderwerk, in einer für uns alle nicht vorstellbaren Komplexität. Ihre Zellen kommunizieren ständig untereinander. Sie senden Signale und Botenstoffe hin und her. Wenn von außen körperfremde Substanzen hinzugefügt werden, wird selbstverständlich solch eine Kommunikation dann gestört.

Nehmen wir als Beispiel eine Organtransplantation. Das ist nun natürlich das drastischste Beispiel, was mir da gerade einfällt. Diese Patienten müssen lebenslang eine hohe Anzahl an Medikamenten einnehmen. Letztere haben den Sinn, Ihr Immunsystem zu unterdrücken. Ansonsten würde das lebenserhaltende Organ abgestoßen werden. Jetzt überlegen Sie mal, mit welchen Informationen solch ein Organismus regelrecht befeuert wird. Natürlich ist es ein Segen, dass es Organtransplantationen gibt, das steht außer Frage. Nur gilt es auch hier, sich immer bewusst zu machen, was in den eigenen Körper gelangt und welche Auswirkungen das nach sich ziehen kann.

Auf der einen Seite ist es die Aufgabe des Immunsystems, den Körper zu schützen, d. h. Viren und Bakterien, also unbekannte Flugobjekte, von außen abzuwehren.

Jetzt – auf einmal – erhält der Körper Informationssubstanzen, die genau das verhindern sollen. Können Sie sich vorstellen, welche Alarmstufen dann in einem Körper ablaufen? Ich ziehe meinen Hut vor jedem Patienten, der sich solch einer Transplantation unterziehen musste.

Früher ging ich oft in einem großen Krebsforschungszentrum in Deutschland ein und aus, um Ultraschallschulungen zu halten. Etliche Male stellte ich mir Fragen wie »Warum benötigt gerade dieser Patient eine Transplantation?«, »Warum hat jedoch ein gleichaltriger Zeitgenosse eine komplett gesunde Leber und benötigt keine Transplantation?«, »Hierfür muss es doch Gründe geben?« oder »Warum hinterfragt das niemand bzw. warum wird es zu wenig hinterfragt?«. So wie bei den Medikamenten fehlte mir einfach auch hier die Auseinandersetzung. Es dauerte aber bis zu meinem 49. Lebensjahr, bis ich schlussendlich dieser Industrie den Rücken kehrte, um mein Wissen und meine Erfahrung in Gesundheit und Prävention zu investieren. Das war eine der besten Entscheidungen meines Lebens! Denn ansonsten würde ich heute noch immer im Hamsterrad der Krankheitsbekämpfung laufen. Nur wenn wir etwas beenden, kann etwas Neues beginnen. Davor haben die meisten Menschen Angst, da sie nicht wissen, was auf sie zukommt. Natürlich wäre es auch für mich *bequem* und einfacher gewesen, mein altes Leben weiterzuleben, doch mein Herz sträubte sich vehement dagegen. Ich merkte regelrecht bei jeder Ultraschallschulung den Widerstand in mir. Anfangs verstand ich meinen inneren Kampf nicht. Doch dann kündigte ich relativ kurzentschlossen, jedoch ohne so richtig zu wissen, wohin es gehen sollte. Eines war mir jedoch bewusst: Ich musste meinen alten Lebensweg verlassen, um meinen Horizont, meine Wahrnehmung und somit auch mein Bewusstsein zu erweitern. Erst so konnte ich mich gegenüber neuen Heilungsthemen öffnen. Nur so konnte ich überhaupt erkennen, dass es noch andere Methoden gibt, die die Krankheiten der Menschen wieder heilen können. Ich danke dem Universum für diesen Tritt, der einer der kostbarsten meines Lebens war und weswegen dieses wertvolle Buch überhaupt erst entstanden ist.

Stichwort: *Medikamente.* Kommen wir zurück zum eigentlichen Thema.

Sie gehen ins Krankenhaus und erhalten Säureblocker. Diese erhält jeder Krankenhausbesucher sozusagen inklusive. Sie helfen, die Magensäure zu reduzieren, sodass beispielsweise Sodbrennen nicht mehr so stark auftritt. Das mag für einige Tage oder auch vor oder nach einer Operation durchaus hilfreich sein. Allerdings heißt es auch, man solle sie ebenso nehmen, um andere Medikamente besser zu vertragen. Doch solch ein Säureblocker bleibt nicht ohne Auswirkungen. Er verhindert beispielsweise, dass Vitamin B12 gebildet werden kann. Die Tür zur Bildung von B12 wird entsprechend zugeschlagen. Was passiert also, wenn die Information von Vitamin B12 in einem Körper fehlt? Da Vitamin B12 dazu beiträgt, die Funktion des Immun- und Nervensystems aufrechtzuerhalten, ist es einfach zu verstehen, was passiert, wenn zu wenig davon vorhanden ist. Nerven, Psyche und auch die roten Blutkörperchen kommen regelrecht zu kurz, denn alle profitieren von Vitamin B12. Fehlt es, so können all diese Prozesse nicht mehr ordnungsgemäß ablaufen. Aber es ist doch kein Problem, dann einfach immer B12-Infusionen zu erhalten, oder?

Na ja, wäre es nicht vielleicht sinnvoller, erst gar keine Säureblocker einzunehmen? Und wenn das sein muss, dann bitte nur kurzfristig?

Denn jedes Medikament, in diesem Fall ein Säureblocker, stellt eine *nicht natürliche Information* dar, sprich einen Eingriff in das *natürliche* Regelsystem des Menschen. Von der Evolution ist das also nicht geplant. Das Medikament soll Säuren blockieren, womit der natürliche biologische Rhythmus aus der Ordnung gebracht wird. Der Körper ist zunächst verwirrt und denkt sich: »Was soll das denn? Ich benötige dich doch gar nicht.« Daher versucht er diesen unnatürlichen Eingriff regelrecht auszubalancieren. Dass das nicht ohne Folgen bleibt, ist offensichtlich.

Aus diesem Grund ist **Information als Medizin** eine sinnvolle Option, um unser Immunsystem aufrechtzuerhalten und zu optimieren, sodass es uns vor möglichen Krankheiten schützen kann. Gleichzeitig bringt es uns die Möglichkeit, Medikamente, die uns auf Dauer schädigen, nicht einnehmen zu müssen.

In der Homöopathie funktioniert das folgendermaßen: Wir nehmen (nur) Globuli, also Zuckerkügelchen, ein. Die Ursprungsinformationen werden potenziert, sodass diese letztendlich immer feinstofflicher werden. Diese ähneln dann mehr und mehr der ursprünglichen Zellinformation, die Ihren Körper wieder in die Ordnung bringt. Die Information kommt sehr tief hinein in den Körper und wird nicht durch materielle Anteile behindert. Die Information wirkt formgebend und schafft Strukturen, mit der unser Körper wieder mit den Grundstrukturen und Grundinformationen, die wir von Geburt an haben, in Resonanz gehen kann. So wirklich verstehen wir das alle mit Sicherheit nicht, mich nicht ausgenommen. Vielleicht müssen wir das auch nicht. Dennoch hat jeder von uns irgendwo ein Gläschen Globuli bei sich herumstehen und schon Globuli eingenommen.

Arnica (Bergwohlverleih) ist eines der bekanntesten Mittel bei Unfällen und Verletzungen. Hypericum (Johanniskraut) können in dieser Zeit sicherlich viele Menschen gut gebrauchen. Schon meine Oma hatte Aconitum (Eisenhut, auch Sturmhut genannt) immer in ihrem Schrank – DAS Notfallmittel bei allen Schockzuständen. Was die Großmutter schon alles wusste … Wie wir sehen, ist *Information als Medizin* möglich.

Sie soll aber nicht als Ersatz dienen, sondern ist die perfekte Ergänzung zu unserer Schuldmedizin.

Mein wertvoller TIPP für Sie:

Achten Sie bitte auf das, was Ihnen verschrieben wird. Fragen Sie nach, wofür und warum Sie das Arzneimittel einnehmen sollen.

Achten Sie auf die Wechselwirkungen von Medikamenten untereinander. Achten Sie darauf, ob Sie vielleicht eine Schmerztablette zu leichtfertig einnehmen, nur um schnell wieder fit zu sein. Es gibt alternative Schmerzmittel aus der Natur, wie beispielsweise meine geliebte Blaubeere als hochdosierter Extrakt. Bei Zahnschmerzen kann ich Gewürznelken empfehlen, die beim Kauen ihre Schmerzen vermindern können. Pfefferminzöl kann bei Spannungskopfschmerzen für Linderung sorgen. Und nicht zu vergessen, auch Ihre Gedanken können Ihre Schmerzen lindern.

In meiner Hausapotheke stehen ebenfalls Arnica-Globuli (Verletzungen jeglicher Art), Aconitum (Schockerlebnisse), Hypericum (Johanniskraut), Nux Vomica (Magenverstimmung) und Arsenicum Album (Darmerkrankungen).

Auch die RESCUE-Tropfen kann ich wärmstens empfehlen. Die gibt es für Tag und Nacht sowie für Kinder. In Notsituationen einfach fünf Tropfen auf der Zunge zergehen lassen. Sie helfen, den Organismus wieder ins Gleichgewicht zu bringen.

Kapitel 6
Was heilt, ohne zu heilen?

Placeboeffekt

Haben Sie schon einmal etwas vom **Placeboeffekt** gehört? *Placebo* ist lateinisch und bedeutet *Ich werde gefallen.* Mittlerweile ist dieser Effekt absolut anerkannt und wird auch oft angewendet. Bei jeder Studie, die durchgeführt wird, gibt es eine Patientengruppe, die tatsächlich das Medikament erhält, und eine Kontrollgruppe (Placebogruppe), die ein Placebo einnimmt, sprich ein Scheinmedikament, welches beispielsweise nur aus Zucker besteht, sich jedoch in Form und Aussehen identisch zum *echten Medikament* verhält.

Beispielsweise werden Patienten Schmerzmittel gespritzt (bzw. es wird dem Patienten gesagt, es sei ein Schmerzmittel) und der Patient empfindet tatsächlich eine Besserung. Das Schlüsselwort lautet dabei *Glaube.* Der Patient beeinflusst seinen Körper in seinen Funktionen allein durch seinen Glauben. Der Glaube ist also eine *Information als Medizin*, die Sie persönlich positiv oder auch negativ beeinflussen kann.

Sie glauben das nicht? Dann lesen Sie sich mal folgende Studie durch, die in Finnland an 146 Patienten im Alter von 35 bis 65 Jahren durchgeführt wurde. Alle Patienten hatten einen bestätigten Meniskusriss am Knie. Außerdem litten sie schon seit mehr als drei Monaten unter Knieschmerzen.

Der Chirurg wusste vorher nicht, welcher Patient eine Scheinoperation erhalten sollte.

Da die Patienten jedoch bei Bewusstsein waren, also alles im OP-Raum mitbekamen, wurden auch die Geräusche *simuliert* sowie Druckgefühle erzeugt, damit sich alles *echt* anfühlte.

Das Ergebnis war verblüffend, denn alle Patienten, egal ob operiert oder nicht, berichteten tatsächlich von Verbesserungen.[50]

Vielleicht sollten wir aufgrund dieses Ergebnisses mit solchen Operationen etwas vorsichtiger umgehen und zunächst konservative

Behandlungsformen vorziehen – insbesondere bei älteren Herrschaften, deren Regeneration dann umso länger dauern kann.

Auch bei Studien mit Patienten, die postoperativ, d. h. nach der Operation, Morphin bzw. kein Morphin erhielten (ihnen wurde nur mitgeteilt, dass sie es erhalten würden), konnten Schmerzreduktionen beobachtet werden. Allein durch die Erwartung und den Glauben, dass sie ein Schmerzmittel erhalten würden, kam eine Ausschüttung der Endorphine oder Dopamine (Glückshormone) in Gang, die letztendlich zur Schmerzreduktion führte.[51]

Mittlerweile ist bewiesen, dass allein schon das Vertrauen zum Therapeuten, Operateur, Arzt oder Heilpraktiker massiv in die Heilung eingreift. Überlegen Sie einmal, lieber Leser: Sie gehen mit Schmerzen zu dem Therapeuten Ihres Vertrauens. Der übergibt Ihnen ein Rezept mit einem Medikament, von dem er sagt, es werde Ihre Schmerzen lindern. Allein der Glaube daran und das Vertrauen in Ihren Therapeuten lässt Ihr biochemisches Wunderwerk anlaufen. Warum also nutzen wir diese Möglichkeit nicht häufiger?

Zum Thema *Placebo* darf ich Ihnen jetzt noch von einer wunderbaren Erfahrung einer Patientin berichten: Die benannte Patientin, zum damaligen Zeitpunkt 83 Jahre jung, hatte sich bei einem Sturz in der Küche Brustwirbel zwölf und dreizehn angebrochen. Sie kam daraufhin ins Krankenhaus. Der behandelnde Arzt wollte mir vorsichtig versuchen mitzuteilen, dass diese Patientin aufgrund ihrer Altersstruktur (welch ein grauseliges Wort für einen Menschen) wohl ein Pflegefall werden würde. Davon erzählte ich dieser Patientin jedoch nichts.

Die Patientin war nämlich fest davon überzeugt, dass sie in drei Monaten wieder ihrem geliebten Schwimmsport nachgehen könne. Diesen Traum wollte ich nun wirklich nicht zerstören. Nach zehn Tagen auf einer chirurgischen Station kam sie für eine Woche in ein Zwischenlager eines Altenheims (man kann es wirklich nur so nennen), von wo wir sie aber schnellstmöglich herausholten. Danach folgte eine vierwöchige geriatrische Rehabilitationszeit – die Behandlung in diesen Wochen war zugegebenermaßen auch nicht weiter zu empfehlen. Dort wurden ältere Menschen nach dem Motto »Na ja, mit 83 wird das sowieso nichts mehr« behandelt.

Als die Patientin dort in dieser geriatrische Rehabilitationsstätte ankam, nahm mich wieder der behandelnde Arzt zur Seite und sagte mir erneut: »Sie wissen ja, diese Dame ist 83, versuchen Sie ihr beizubringen, dass sie ein Pflegefall wird.« Wiederum gab ich nichts davon weiter, sondern ließ ihr ihren unbändigen Willen zur Heilung. Um es gleich vorwegzunehmen, nach drei Monaten war sie wieder im Schwimmbad. Ich habe ihr diese Aussagen erst im Nachhinein mitgeteilt. Bei der Patientin handelte es sich im Übrigen um meine Mutter, die später im Buch auch noch zu Wort kommen wird.

Sie erkennen hier die Macht der Worte und was ein Placeboeffekt ausmachen kann. Ich glaubte von Anfang an die inneren Heilkräfte meiner Mutter. Als sie mir mitteilte, dass sie in drei Monaten wieder zum Schwimmen gehen würde, bestätigte ich sie stets in ihrem Glauben. Denn ich kannte und kenne ihr *wahnsinniges* Urvertrauen und ihren Lebenswillen, der sie bis heute begleitet.

Noceboeffekt

Dem Placeboeffekt gegenüber steht der **Noceboeffekt**, der leider jedoch kaum bekannt ist. *Nocebo* ist ebenfalls der lateinischen Sprache entnommen und bedeutet *Ich werde (mir) schaden*. Bei vermeintlichen Chemotherapien fielen tatsächlich bei fast 30 % der Patienten die Haare aus, weil sie gemeinschaftlich davon ausgingen, ein Chemotherapeutikum erhalten zu haben. Wichtig dabei ist zu erwähnen, dass sich die Menschen *gemeinschaftlich* untereinander in hohem Maße bestärkten. Dadurch gewinnt mein Ratschlag »Achte auf die Worte des Therapeuten« hier erneut an Bedeutung.[52]

Unterschätzen Sie bitte nicht die Macht des Noceboeffekts, lieber Leser! Auch ich habe damals, als ich in der Klinik lag, zunächst geglaubt, dass

»man da nichts machen kann«. Ich wusste es einfach nicht anders. Die Horrorvision von einer ständig kranken Jutta, die kaum mehr Sport machen kann und lebenslang unter Medikation steht, habe ich lange mit mir herumgetragen. Da ich damals in der Klinik auch nur von Menschen umgeben war, die genauso dachten wie ich … wie sollte ich da auf andere Gedanken kommen? Ich erinnere mich noch an eine Zimmernachbarin. Sie war eine sehr nette und liebevolle Dame. Sie begrüßte mich damals mit den Worten: »Ich komme nun schon seit zehn Jahren jedes Jahr hierher zur Herzmuskelbiopsie.« Das saß. In meinem Hirn rasten die Gedanken, Horrorszenarien machten sich auf. Meine Nebennieren gaben ihr Bestes und kurbelten die Chaoshormone an. Der Tag war gelaufen. Wer einmal so eine Biopsie erleben *durfte*, der braucht das kein zweites Mal. Wobei ich noch erwähnen sollte, dass der Professor für Kardiologie eine Koryphäe war und es bei mir hervorragend geklappt hat. Bei der besagten Dame wurde jedoch diese Untersuchung jährlich vorgenommen; der Nutzen sei mal dahingestellt. Jahre später, als ich schon fast wieder *topfit* war, telefonierte ich wieder mit ihr. Sie freute sich regelrecht auf ihre Kontrolle in der Klinik inklusive Myokardbiopsie.

Diese Zeilen entstehen, wie gesagt, in einem Jahr, welches im Außen von tagtäglicher Angst der Menschen wegen eines *unsichtbaren* Virus geprägt ist. Egal welchen Sender Sie wählen, als Erstes werden Sie konfrontiert mit Zahlen und Bildern von Intensivstationen. Ich sehe das natürlich etwas entspannter, da ich das Leben in und um die Kliniken herum sehr gut kenne. Menschen, denen Kliniken jedoch fremd sind und denen man in den Nachrichten beatmete Patienten zeigt, werden unweigerlich mit Angst und Sorge *gefüttert*. Ihnen fällt es logischerweise schwer abzugrenzen, inwieweit all das bedrohlich ist oder nicht. In Gesichter, die fast vollständig von Masken bedeckt sind, zu schauen (bzw. was davon noch übrig ist), gibt das Übrige dazu. Welche Auswirkungen hat das auf unser Immunsystem? Nun wenn Sie nicht unbedingt *eine virtuelle Wand* zwischen den Nachrichten und sich ziehen können, wird Ihr Immunsystem unbewusst in Angst versetzt. Im Unterbewusstsein *läuft* Ihre Hormonkaskade Marathon. Auch wenn Sie meinen, dass es Sie nicht wirklich tangiert. Weit gefehlt! Im relativ neuen Gebiet der PNI, der Psychoneuroimmunologie, wird auf diesem Gebiet ganzheitlich geforscht. Hier werden Körper, Geist und Seele – zum Glück – endlich mitberücksichtigt. Zu diesem spannenden Themenkomplex kann ich Ihnen beispielsweise eines der Bücher von Prof. Dr. Dr. Christian Schubert sehr ans Herz legen, und zwar mit dem Titel *Was uns krank macht, was uns heilt.*[53]

In dieser neuartigen Wissenschaft wird eindeutig nachgewiesen, dass ständiges Befeuern mit negativen Nachrichten dem Immunsystem wirklich nicht zu empfehlen ist. So kann es definitiv nicht chronisch gesund werden bzw. bleiben. Auch unterbewusste negative Emotionen wie Angst lösen eine biochemische Revolte bei Ihnen aus. Ihre Stresshormone laufen – wie gesagt – Amok, Vitalstoffe werden vermehrt verbraucht und stehen dann für die wichtigen Lebenskreisläufe nicht mehr zur Verfügung. Es wüten, bildlich gesprochen, ein oder mehrere *Säbelzahntiger* im Unterbewusstsein. Wer leidet? Beispielsweise Ihre Darmgesundheit, denn diese ist im Alarmfall nicht lebenswichtig. Im Alarmfall, sprich wenn in früheren Zeiten wirklich der *Säbelzahntiger* vor Ihnen stand, galt es Muskeln und Herz zu aktivieren, damit Sie schnell und weit rennen konnten.

Wenn Sie jedoch bedenken, dass im Darm der größte Teil Ihres Immunsystems steckt, können Sie sich die Folgen ausmalen. Das alles kann dann zu einem Noceboeffekt führen. Denn, obwohl Sie gesund sind, lassen Sie sich unterbewusst von den Nachrichten über Nebenwirkungen, Todesfälle etc. in Angst versetzen. Es besteht regelrecht die Möglichkeit, dass Sie Krankheit oder Nebenwirkungen anziehen. Wie fragt der Doktor dann immer so schön: »Na, was haben Sie sich denn eingefangen?« Hinter dieser Frage verbirgt sich mehr Wahrheit, als uns bewusst ist.

Mein wertvoller TIPP für Sie:

Meiden Sie Horrorszenarien und Nachrichten. Auch wenn Sie meinen, dass das Ihnen nicht schaden kann. Sollte eine wirklich schwierige Entscheidung anstehen, schreiben Sie einmal auf, welches Worst-Case-Szenario auftreten könnte und welche Lösung Sie dafür parat hätten. Oft bewirkt allein die Tatsache des Aufschreibens und Reflektierens, dass es *gar nicht so schlimm* ist, wie Sie befürchten. Es kann regelrecht eine Entspannung in Ihnen auslösen.

Auch das speichert Ihr Unterbewusstsein nämlich ab, ähnlich wie die Festplatte auf Ihrem PC.

Haben Sie eine OP oder Untersuchung vor sich, *füttern* Sie sich schon vorlaufend mit positiven Emotionen und stellen sich bildlich Ihr erwünschtes positives Ergebnis vor. Ihr Unterbewusstsein kann *nämlich* zwischen Realität und Fiktion nicht unterscheiden, wie wir schon im Kapitel *Wie wir mit und ohne unsere Augen sehen* erfahren haben.

Ganz wichtig ist auch, liebe Leser: Umgeben Sie sich mit Menschen, die Ihnen wohlgesonnen sind und die ein positives Verhältnis zum Leben haben.

Kapitel 7
Achten Sie auf Ihr Seepferdchen!

»Alzheimer ist heilbar.« So lautet der Titel eines Buches von Dr. Michael Nehls.[54] Empfinden Sie diese Aussage als provokativ oder was geht jetzt in Ihnen vor? Es ist aber tatsächlich so. Denn warum gibt es beispielsweise in Japan keine Alzheimerkranke? Die Krankheit entwickelt sich bei japanischen Zeitgenossen erst dann, wenn sie in den Westen der Welt ziehen.[54] Woran liegt das bzw. woran könnte das liegen? Und was ist eigentlich die Alzheimer-Demenz?

Der Begriff *Demenz* ist ebenfalls der lateinischen Sprache entnommen und bedeutet wörtlich übersetzt *Vergessener Geist*. Es dient aber nur als Überbegriff für eine Gruppe von Krankheiten. Es gibt auch noch eine *Vaskuläre Demenz*, bei der die Gefäße in Mitleidenschaft gezogen werden, da auch Gefäße leider an Alzheimer erkranken können.

Doch warum erkranken gerade die Menschen in den westlichen Ländern an dieser Krankheit? Ist auch hier der Lebensstil der Schlüssel?

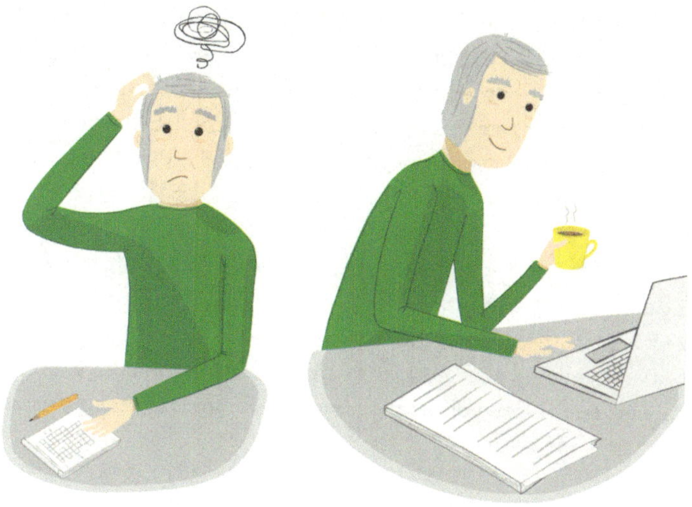

Innerhalb einer Studie wurden im Jahr 2016 in den Vereinigten Staaten Patienten im Anfangsstadium der Demenz untersucht. Mit einer detaillierten, radikalen Lebensstiländerung konnte bei fast allen Menschen die Krankheit gestoppt bzw. rückgängig gemacht werden. Wundervoll, oder?[55]

Mangel an Bewegung, Mangel an Ernährung, Mangel an sozialen Kontakten und viele weitere Mangelerscheinungen sind Faktoren, die sich, wenn Sie diese verändern, positiv auf Ihr Gehirn einwirken.

Alzheimer kann nur entstehen, wenn keine neuen Gehirnzellen gebildet werden. Das passiert in Ihrem **Seepferdchen**:

Wussten Sie überhaupt, dass in Ihrem Gehirn ein Seepferdchen lebt? Das ist kein Witz. Jeder ist stolzer Besitzer des *Hippocampus* (so der komplizierte, jedoch eigentlich intelligent klingende Name im Medizinerlatein), den ich zuvor mal kurz erwähnt habe.

Dieser Teil des Gehirns heißt übrigens so, da es vorne wie ein Pferd und hinten wie ein Fisch aussieht. Im Hippocampus werden Informationen vom Kurzzeit- ins Langzeitgedächtnis überführt. Ohne unser *Seepferdchen* verlieren wir das Gefühl für die Zeit und die Fähigkeit, uns an Erlebnisse zu erinnern. Das ist Ihnen ja sicherlich bekannt von Menschen, die an Demenz leiden. Deshalb ist Ihr Hippocampus eine enorm wichtige Schaltzentrale. Damit es also Ihrem *Seepferdchen* bis an Ihr gesundes Lebensende gut geht, muss es immer weiterwachsen bzw. seine Zellen. Dafür gibt es viele Möglichkeiten. Womöglich denken Sie jetzt daran, dass Ihr Großvater sowie Ihre Tanten Alzheimer hatten und Sie es somit selbstverständlich auch bekommen werden. Hier lege ich somit ein klares VETO ein. NEIN. Vergessen Sie das Spiel mit den *Wahrheiten und dem »Das habe ich ja geerbt, das steckt in den Genen«*. Mittlerweile ist es durch die Epigenetik (das ist eine Wissenschaft, die sich damit beschäftigt, welchen Einfluss unser Lebensstil, also die äußeren Einflüsse, auf unsere Gene haben) bewiesen, dass weniger als 1 % aller Krankheiten vererbt werden.[56] Dazu gehört die Demenzerkrankung scheinbar nicht.

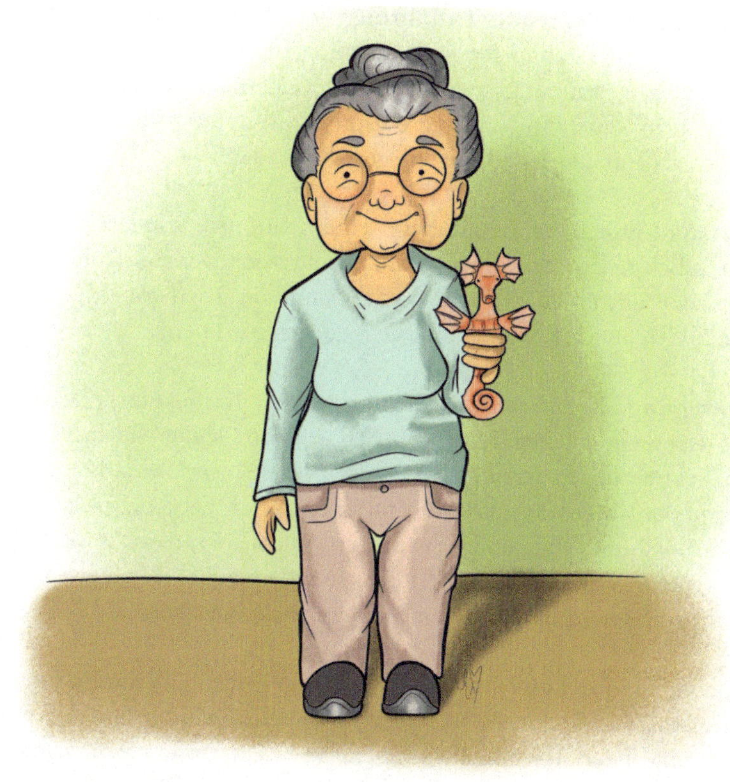

Also atmen Sie tief durch und lesen Sie, was Sie selbst machen können, damit es Ihrem Seepferdchen möglichst lange so richtig gut geht:

- Essen Sie möglichst viele **kohlenhydratarme Lebensmittel und gute Proteine** (Stichwort: Mittelmeerernährung), benutzen Sie viele **gute Öle** wie Lein-, Walnuss-, Hanf- oder Kokosöl und kaufen Sie grundsätzlich nur **Bio-Obst und -Gemüse**.

- **Stoffwechselfördernde Ernährung**: In diesem Zusammenhang steht Ihr DARM an erster Stelle. Denn er ist die Schaltzentrale zum Gehirn. Nur wenn er gesund ist, eine gesunde Darmschleimhaut besitzt, dann kann die Nahrung entsprechend aufgespalten und den Zellen als Energie zur Verfügung gestellt werden.

- **Entzündungsarme Ernährung**: Hier sollte insbesondere Weizen durch beispielsweise Roggen und Dinkel ersetzt werden. Kuhmilchprodukte dürfen ebenfalls aussortiert und von Schaf- oder Ziegenprodukten abgelöst werden. Sahne hingegen ist super.

- **Bewegung (hormonelle Faktoren werden freigesetzt)**: Denken Sie jetzt nicht an einen Marathon. Schon wenn Sie nur täglich 30 Minuten stramm spazieren gehen, werden Ihre Muskeln und Knochen angeregt, den Stoffwechsel zu unterstützen. Ich liebe beispielsweise Fahrradfahren, Yoga und Schwimmen. Wichtig ist, dass Sie sich die Bewegungsart aussuchen, die Ihnen Freude bereitet. Mit Bewegung reduzieren Sie auch die Entzündungswahrscheinlichkeit.

- Wichtig ist, dass Sie sich zusätzlich zu Ihrer Nahrung **Vitamine und Vitalstoffe** zuführen, die wichtig für Ihre Hirnfunktion sind. Unsere Nahrung liefert diese leider nicht mehr in einer optimalen Menge. Ich denke hier unter anderem an die Vitamine der B-Gruppe sowie Vitamin C. Außerdem empfehle ich, diese Angelegenheit mit einem Therapeuten Ihres Vertrauens zu besprechen.

- Eine Ernährung und Nahrungsergänzung mit **Omega-3-Fettsäuren**, wie sie beispielsweise im Fisch enthalten sind (jedoch bitte nicht zu viel Fisch, denn im Fisch finden sich heutzutage auch Schwermetalle und Co.) ist von großer Bedeutung. Jedoch nehmen wir heutzutage zu viel Omega-6-Fettsäuren auf. Diese befeuern Entzündungen und werden leider zu oft und häufig genossen. Doch nicht nur Omega-3-Fettsäuren, auch das Omega-3-Öl ist eine gute Alternative für Ihren Körper. Falls Sie dazu Fragen haben, kontaktieren Sie mich gerne.

- Hirnzellen können nur im Verbund überleben, d. h. sie benötigen wie wir Menschen Kontakte zu anderen Zellen. Bei diesen Kontakten handelt es sich um Erinnerungen. Wenn wir also soziale Kontakte und damit **emotionale Erinnerungen**, die uns berühren und im Idealfall begeistern, erleben, dann freut sich unser *Seepferdchen* und *hüpft* im wahrsten Sinne des Wortes. Somit hat Alzheimer keine Chance.

- **Gesunder Schlaf** ist *das Alpha und das Omega* eines gesunden Lebensstils. Denn nur im Schlaf findet das Wachstum der Hirnzellen statt. Außerdem startet nachts die Zellreinigung. Die schädlichen Alzheimertoxine werden nur im Schlaf abgebaut. Jetzt fragen Sie sich bestimmt, wie Sie denn gut schlafen können, oder? Wenn Sie kurz vor dem Schlafengehen noch einen Burger essen, werden Sie mit Sicherheit nicht gut schlafen. Ihr Körper muss dann nämlich das Gegessene erst einmal verarbeiten. Sollte hingegen Ihr Darm nicht in Ordnung sein, dann sollten Sie sich dieser Angelegenheit widmen. Schließlich stellt Ihr Darm – wie bereits erwähnt – den größten Teil Ihres Immunsystems dar. In diesem Fall empfehle ich Ihnen, abends ein gutes Probiotikum (das ist ein Produkt, das lebende Mikroorganismen enthält) zu sich zu nehmen, um die guten Untermieter zu züchten, die Ihnen aktuell fehlen.

- **Soziale Kontakte**: Es gibt genügend Studien, die beweisen, dass Lebens- und Arbeitserfahrung weiterzugeben, Freude bereitet. Bei einer dieser Studien wurden z. B. die Gehirnaktivität von Rentnern, die Schulkindern Nachhilfe geben, ermittelt. Dabei wurde das Gehirn vermessen und mit Werten von Rentnern, die sich nicht mit Kindern beschäftigt hatten, verglichen. Das Gehirn der Rentner mit Nachhilfeunterricht wuchs im Laufe ihrer Tätigkeit um fast 2 %. Dahingegen reduzierte sich das Gehirn in seiner Größe bei den Rentnern, die es sich stattdessen auf der Couch bei *Sekt und Chips* bequem gemacht hatten.[54]

Nutzen Sie also Ihre Erfahrungen und geben Sie diese weiter. Denn dann wächst Ihr Gehirn vor Freude.

Damit Sie auch die Bedeutung Ihres Lebensstils wirklich verstehen, möchte ich Ihnen noch eine Studie vorstellen, die in einem Altenheim durchgeführt wurde: Es gab zwei Gruppen von Senioren. Die eine Gruppe bewegte sich nicht, während die andere Waldspaziergänge und Hockergymnastik unternahm. Am Ende des Jahres war in der Gruppe der Senioren, die gemeinsam etwas unternahmen und sich bewegten, der Hippocampus gewachsen und die Erinnerungsfähigkeit hatte zugenommen.

Wie Sie sehen, kommt es nicht nur auf die Ernährung an, auch das soziale Umfeld und die Menge an Bewegung ist für Ihr *Seepferdchen* förderlich.

Mein wertvoller TIPP für Sie:

Eine Garantie kann ich Ihnen nicht geben – jedoch reduziert sich mit einem gesunden Lebensstil und bei einer hirngerechteren Ernährung Ihr Risiko, an Demenz zu erkranken, massiv. Bleiben Sie jung, egal in welchem Alter. Alter ist nur eine Zahl. Das schreibt auch Dr. Marianne Koch in Ihrem Buch *Alt werde ich später.*[57]

Ich kenne 90-jährige Zeitgenossen, die manch 20-jährigem *Jungspund* im Kopfrechnen und Rechtschreibung massiv überlegen sind. Ich empfehle zutiefst, einmal einem Beratungsgespräch mit dem Therapeuten Ihres Vertrauens nachzugehen. Oft reicht eine Stunde aus, um Ihren aktuellen Stand zu ermitteln, die Ernährung zu optimieren und die Vitalstoffe zu aktualisieren. Ein Anfang ist damit gemacht. Dann steht Ihrem fitten Gehirn nichts mehr im Wege. Doch haben Sie Geduld. Jede Veränderung beginnt mit dem ersten (kleinen) Schritt. Was eventuell jahrelang antrainiert wurde, benötigt mindestens 21 Tage um wieder neu erlernt zu werden. Jedoch ist jeder Schritt ein Anfang in Ihre chronische Gehirngesundheit. Das schaffen Sie. Mit Sicherheit.

Kapitel 8
Entzündungen – Ursache von Erkrankungen?

Ich hätte mir früher nicht erträumen können, dass das Thema der **stillen Entzündungen** einmal maßgeblich für mich werden könnte. Doch heute zieht es sich wie ein roter Faden durch mein Leben. Richtig sichtbar wurde es jedoch erst im Alter von 33 Jahren. Die Herzmuskelentzündung zeigte mir eindrücklich, dass sich da etwas *entzündet* hatte. So richtig verstanden habe ich es damals allerdings nicht, denn ich war immer noch in dem schon benannten Modus gefangen: Krankheit vorhanden – Pille einnehmen – Mensch gesund. Nur ist das beim Herz nicht so einfach. Es mal kurz ruhigstellen, bekommt ihm in den meisten Fällen nicht besonders gut. So wurde auch ich mit Entzündungshemmern behandelt. Man sollte meinen, *Hemmer* wird eigentlich mit *ä* geschrieben, also *Hämmer*, denn das war es, was ich meinen Herzen wirklich zuleide tat.

Doch was ist eigentlich eine Entzündung?

»Eine Entzündung (lat. inflammatio) ist eine physiologische Antwort des menschlichen Organismus auf einen äußeren oder innerlich ausgelösten, potentiell schädigenden Reiz mit dem Ziel, diesen Reiz zu beseitigen, dessen Ausbreitung zu unterbinden und ggf. eingetretene Schäden zu reparieren« (so die offizielle Definition aus dem Buch *Immunologie* von G. Holländer).[58] Die Auslöser können von Bakterien über Viren, Hitze, Toxine, Allergene bis hin zu abgestorbenem Gewebe sein.

Nur wenige wissen, dass dieser geniale Prozess uns tatsächlich auf etwas aufmerksam machen möchte. Also ist es eigentlich etwas Positives. Er bringt ein brodelndes Feuer ans Licht und das ist gut so. In meinem Fall brodelte es schon lange. Ich wollte das jedoch nicht sehen und habe es einfach ignoriert. Irgendwann wallt dieses Feuer jedoch unbewusst in jedem geschädigten Körper und kommt dann genau an dem Ort, an dem die Schwachstelle positioniert ist, zum Vorschein. Bei dem Einen sind das die Knie, bei dem Anderen die Nieren. In meinem Fall war es dummerweise das Herz.

Der Mensch gleicht einem Fass (sorry für den Vergleich!). Anfangs ist er noch in der Lage, Regulationsstörungen zu kompensieren. Erst handelt es sich um eine Grippe, dann um einen Magen-Darm-Infekt, ein emotionales Ereignis, Kündigung der Arbeitsstelle, ein Zeckenbiss, Beendigung einer Ehe etc.

Immer wieder balanciert das *Wunderwerk Körper* die Billionen von Zellen aus, sodass Sie wieder in die Gesundheit gelangen können. Irgendwann jedoch ist dieses Fass voll. Da geht nichts mehr mit Kompensieren, sondern da hilft nur noch der Alarmknopf.

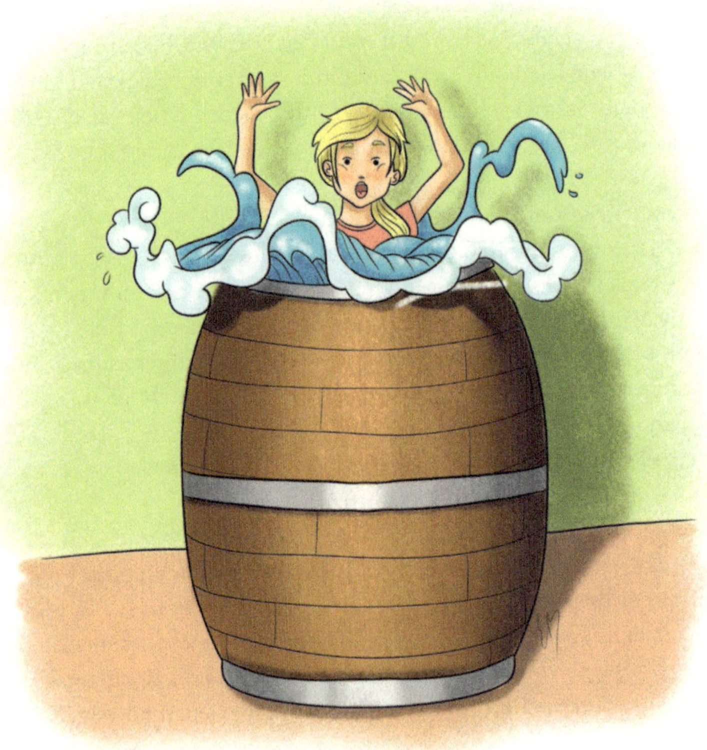

Doch sehen wir uns einen Entzündungsprozess einmal näher an: Stellen Sie sich vor, Sie haben sich geschnitten. Diese Stelle rötet sich, Blut wird vermehrt an diese Stelle geordert, um die *Eindringlinge* regelrecht auszuschwemmen und die Zirkulation anzuregen. Die Stelle wird heiß und rötet sich noch stärker. Die Körperpolizei aktiviert Abwehrzellen und meldet »Achtung, Achtung, alle Mann zum Ort des Geschehens, Wasser marsch!«. Das Wasser ist im übertragenen Sinne der Start des Heilungsprozesses mit all ihren großen und kleinen Helferzellen, sodass Ihre Entzündung abheilen kann.

Wenn das große Wort WENN nicht wäre: Was machen wir, wenn wir eine Entzündung haben? Wir nehmen ein Schmerzmittel, denn wir müssen ja schnell wieder fit sein. Krank sein passt gerade mal wieder nicht in unser Leben, da der nächste Urlaub ansteht, ein Projekt unbedingt fertig werden muss, und und und … Ausreden finden wir immer genügend.

Doch was zählt denn jetzt alles zu der Kategorie Entzündung? Haben Sie sich hierzu schon einmal Gedanken gemacht? Meine Antwort ist eine Gegenfrage: »Welche Krankheit hat nichts mit Entzündungen zu tun?« Bei Entzündungen handelt es sich von Allergien und Alzheimer über Colitis Ulcerosa (entzündliche Darmerkrankungen) bis hin zu Krebserkrankungen. Weiter geht es mit Diabetes Typ 2, Multipler Sklerose und Parodontitis. Letztere hat im Übrigen so stark zugenommen, dass sie in dem von der Weltgesundheitsorganisation herausgegebenen ICD-Katalog (Internationale statistische Klassifikation der Krankheiten und verwandter Gesundheitsprobleme), in dem alle Krankheiten notiert werden, aufgelistet werden musste. Es zeigt, dass sich die Anzahl der Erkrankungen mit Paradontitis seit 1997 um fast 25 % erhöht hat.[59]

Auch die Inzidenz von entzündlichen Darmerkrankungen, wie beispielsweise Morbus Crohn, steigt stetig an.[60]

Alles hat seine Ursache in den *stillen* Entzündungen. Jeder dritte Deutsche leidet an einer Allergie. Woher kommt diese massive Zunahme? Lautet auch hier das Zauberwort *Lebensstiländerung der letzten Jahrzehnte*? Nehmen die Menschen krankmachende Informationen mit ihren Sinnen auf?

Wie und wo kann solch eine *stille* Entzündungsreise beginnen? Die Antwort liegt beispielsweise bei einer Magen-Darm-Grippe, verursacht entweder durch falsche Nahrungsaufnahme, Viren oder Bakterien. Die Darmschleimhaut entzündet sich, wird also undicht. Es ist wie bei der Mauer eines Hauses. Wenn zwischen den Ziegeln einfach mal der Kitt weglassen wird, was passiert dann? Die Hauswand ist undicht, Regen wandert munter in das Haus und es wird nass. Genau so verhält es sich in unserem Darm. Die Darmwand ist undicht, die Toxine (schädliche Stoffe in Form von Viren, Bakterien, Umweltgiften, Nahrung etc.) wandern heiter an die Stellen, die in den letzten Jahren *vergessen* und vernachlässigt wurde. Was kann man dagegen machen? Im besten Falle kuriert sich der Kranke natürlich aus, isst brav seinen Haferbrei, der sich wie eine Schleimschicht auf seine Darmschleimhaut legt, vermeidet Weizen sowie Kuhmilchprodukte und trinkt nur noch Fencheltee, bis es ihm wirklich wieder gut geht. Natürlich nimmt er noch Glutaminsäure, die wichtig für den Darm ist, und abends ein Probiotikum, um die guten Untermieter wieder anzuzüchten. Zum Schluss liegt er selbstverständlich brav im Bett, lässt Handy und Co. beiseite und meditiert den ganzen Tag, um seine Selbstheilungskräfte zu aktivieren.

Mal ehrlich, lieber Leser, machen Sie das so? Ich habe es damals leider nicht gemacht. Ich wollte ja schnell wieder fit werden. Ich habe also Antibiotikum eingenommen, da es ja möglicherweise an einer bakteriellen Ursache gelegen haben könnte. Die Betonung liegt auf *könnte*. Vielleicht ist es in Ihrem wie in meinem Fall jedoch ein Virus. Da nützt ein Antibiotikum genauso viel wie eine Fahrt auf dem Nürburgring, der Motorsport-Rennstrecke (wie ich auf diesen Vergleich komme, ist mir schleierhaft). Jedenfalls bringt es dann einfach rein gar nichts!

Egal ob Ihr Magen-Darm Ihnen Schwierigkeiten bereitet oder Sie gerade eventuell eine Operation hinter sich haben, eine Entzündung flammt immer auf. Das ist nämlich Teil des Heilungsprozesses. Doch gilt in den meisten Fällen: Schnell wieder fit werden, denn der Chef oder die Arbeit und Familie lassen keine Ruhe zu. Also folgt das *Vollpumpen* mit Schmerzmedikamenten und allem, was das pharmazeutische Netzwerk so zu bieten hat. Doch dabei gerät völlig in Vergessenheit, dass jeder

Schmerz etwas signalisieren möchte. Die Frage dabei ist, ob der Betroffene es dann auch wirklich sehen will?

Nach Einwurf der Medikamente kann der Betroffene nämlich wieder früher arbeiten. Denn es ist wichtig, nicht stehenzubleiben oder innezuhalten, es könnten ja Dinge hochkommen, die gar nicht passieren sollen. Eine heile Welt ist doch viel besser, als sich mit Problemen zu beschäftigen. Außerdem muss ja nach außen das Bild von dem erfolgreichen Manager oder der erfolgreichen Buchautorin, die gleichzeitig ihren Haushalt mit den Kids *wuppt*, stimmen. Angst- und Schmerzvermeidung lautet heutzutage das Programm, auf das wir jahrelang getrimmt wurden. Wer möchte sich schon mit sich selbst beschäftigen? Es ist doch einfacher, im Außen zu agieren.

Doch was passiert in unserem Körper während all dieser Schmerzvermeidungsmaßnahmen? Die Glühlampe eines Autos ist der perfekte Vergleich. Im Auto blinkt ein Warnlicht auf. Normalerweise sollte der Besitzer jetzt mit dem Auto in die Werkstatt fahren. Doch was machen wir im übertragenen Sinne? Wir überkleben es oder drehen einfach die Birne heraus, bis die nächste Lampe leuchtet. Auch die drehen wir dann einfach heraus, bis das Auto schließlich liegenbleibt. Wir übersehen also einfach die Anzeichen unseres kranken Körpers.

Auch Kopfschmerzen und Gelenkbeschwerden signalisieren meistens ein Vorhandensein von *stillen* Entzündungen, ebenso Autoimmunerkrankungen wie Hashimoto und Co. Doch stelle ich mir nach wie vor die Frage, wie es sein kann, dass sich unser *Wunderwerk Körper* selbst bekämpft. Das macht für mich zumindest keinen Sinn. Sollte man Ihnen jemals sagen – egal welche Erkrankung Sie haben – »Tja, Herr X oder Frau Y, leider ist diese Krankheit unheilbar«, seien Sie, lieber Leser wachsam und hinterfragen Sie diese Aussage! Nur weil im Kopf dieses Menschen die Heilung nicht existiert, heißt das nicht, dass es sie nicht gibt. Nach Ansicht meiner Ärzte damals müsste ich heute immer noch Medikamente zu mir nehmen und dürfte kaum oder überhaupt keinen Sport treiben. Doch das ist weit gefehlt! Ich bin topfit, kenne jedoch einige *Mitstreiter* von damals, die die *Daueropferschleife* bis heute durchziehen, weil es eben so ist, wie es ist. Es ist ja auch so wesentlich bequemer, als sein Leben selbst in die Hand zu nehmen. Außerdem hilft es vielen Menschen, bemitleidet zu werden. Sie erhalten endlich die Aufmerksamkeit, die sie sich insgeheim schon so lange gewünscht haben.

Hier gilt es eben aus dieser Endlosschleife klar auszusteigen.

Sollten Sie zu einer dieser Gruppe Menschen mit den obengenannten Krankheiten gehören, fragen Sie sich doch einmal selbst: »Was ist denn geschehen, bevor all diese Symptome begannen? Wann sind diese zum ersten Mal aufgetreten? Hatte ich einen Unfall, ist ein lieber Mensch verstorben, wurde eine Ehe getrennt?« Das alles sind hochemotionale Vorgänge, die Ihr Immunsystem veranlassen, in den XXL-Modus zu gehen. Auch wenn es nichts *Haptisches*, also kein wirklich konkretes Ereignis war, dass da geschah, die Emotionen und Psyche haben auf Dauer einen immensen Einfluss auf unser Immunsystem, mehr als Sie sich vorstellen können. Ihre Abwehrkräfte sind dann ständig damit beschäftigt, Ihr Immunsystem irgendwie aufrechtzuerhalten. Logischerweise werden dann die *notwendigen* Vitalfunktionen gedrosselt. Das kann sich dann eben zum Beispiel in einem nicht mehr optimal funktionierenden Darm zeigen.

Schauen Sie weiter in die Vergangenheit und fragen Sie sich, was geschehen ist. Was ist vor einem Monat, vor zehn Jahren oder vielleicht vor 20 Jahren passiert? Haben Sie mal eine schwere Grippe übersehen? Erfreuen Sie sich ständig eines Herpesvirus? Durften Sie einmal den Epstein-Barr-Virus genießen (wirkt sich als Pfeiffersches Drüsenfieber aus, das jedoch auch zur Herpesvirengruppe gehört) oder hat Sie mal eine Zecke gebissen?

Warum all diese Fragen? Nun weil hier eventuell die Odyssee begann. Nehmen wir einmal einen Zeckenbiss. Zecken scheiden Gifte aus, sie *scheißen* sozusagen auf Ihre Nervenstränge. Das kann Entzündungen hervorrufen. Das ist kein Witz, sondern leider Realität. Das kann die Ursache für einige neurodegenerative Erkrankungen sein.

Ein Epstein-Barr-Virus kann beispielsweise bei der Entstehung einer Multiplen Sklerose eine Rolle spielen.[61] Seit 1970 hat sich das Auftreten dieser Erkrankung sogar verdreifacht![62]

Bei der Multiplen Sklerose fehlt die Isolierung an den Neuronen (Nervenstränge) in Ihrem Gehirn. Sie können sich das so vorstellen, als ob bei einem Rohr die Isolierung fehlt. Dadurch können die Reize nicht mehr von A nach B weitergeleitet werden. Demzufolge kommt es zu neurologischen Ausfällen in verschiedenen Regionen (Arme, Beine, Gesicht etc.), in denen die Isolierung nicht mehr vorhanden ist. Das Informationssystem der Nerven bricht regelrecht zusammen.

Um solch eine Krankheit vorzubeugen, müssen wir unseren Nerven viel Gutes tun, wie unter anderem hochdosiertes Vitamin D und Magnesium einnehmen – nach dem sogenannten *Coimbraprotokoll*.[63] In unserem Land gibt es einige kompetente Therapeuten, die Sie hier auf jeden Fall unterstützen können.

Auch B-Vitamine sind sehr hilfreich und unterstützen Ihr Immunsystem, wie beispielsweise Folsäure. Folsäure ist gerade bei vielen Schwangeren bekannt. Es unterstützt den heranwachsenden Embryo und das Wachstum des Neuralrohres. Folsäure wirkt auch positiv auf unseren Nervenstoffwechsel und die Bildung unserer Glückshormone (Neurotransmitter), wie beispielsweise das Serotonin. Unsere Blutzellen und die Zellen unserer Schleimhäute benötigen es ebenso zur Gesundung. Es sei gesagt, dass das nur ein Beispiel von B-Vitaminen ist. Wichtig ist jedoch immer, den individuellen Bedarf festzustellen. Gönnen Sie sich auch hierzu gerne eine Beratung beim Therapeuten Ihres Vertrauens. Es lohnt sich!

Mein wertvoller TIPP für Sie:

Sie gehören auch zur Gruppe der chronisch kranken Patienten, bei denen angeblich nichts mehr zu machen ist? STOP!!! Warum ist da nichts zu machen?

Setzen Sie sich hin und reflektieren die Geschehnisse der letzten Jahre. Suchen Sie sich einen ganzheitlichen Therapeuten. Es können auch zwei oder drei sein. Ganz egal, es kann schlussendlich nur helfen.

Ideal ist es natürlich, die *stillen* Entzündungen erst gar nicht aufflammen zu lassen. Bleiben Sie bei Grippe und Co. bitte im Bett und schonen Sie sich. Und das mit dem Haferbrei (bitte in Wasser gekocht, nicht in Milch) meinte ich übrigens total ernst. Es ist die beste und wertvollste Mahlzeit für Ihren Darm. Mit Zimt, Nüssen und gedünstetem Obst, wie beispielsweise *Äpfel*, schmeckt es einfach hervorragend und ist gut verträglich. Ihr Darm wird jubeln.

Kapitel 9
Warum es manchmal besser wäre, eine Maus zu sein

Meines Erachtens stellt sich eine Frage überhaupt nicht, nämlich inwieweit **Vitalstoffe** zugeführt werden müssen oder nicht. Mineralstoffe und Vitamine machen definitiv Sinn bzw. sind ein Muss, um Ihr Lebenslicht zum Leuchten zu bringen.

Es gibt natürlich Ausnahmen: Wenn Sie ein buddhistischer Mönch sind, der jeden Morgen zuerst in seiner Höhle meditiert, dann entspannt den Tag beginnt, sein Obst und Gemüse idealerweise selbst erntet, fernab jeglicher Zivilisation lebt (und damit meine ich Straßenlärm und Umwelt), für den Stress ein Fremdwort ist und der täglich seine acht Stunden Schlaf erhält, dann stimme ich zu, dass Sie mit Sicherheit keine zusätzlichen Vitalstoffe benötigen.

Ich höre Sie, lieber Leser, jetzt schon sagen: »Moment mal, meine Nahrung und Lebensmittel enthalten doch so viele Vitamine. Ich ernähre mich doch gesund.«

Notieren Sie sich einmal Ihre Lebensmittel, die Sie pro Tag zu sich nehmen. Sie werden erstaunt sein, wonach Ihre Hand greift und was alles in Ihrem geliebten Darm so landet. Um es vorweg zu nehmen: Laut aktuellen Studien enthalten unsere Obst- und Gemüsesorten teilweise bis zu 90 % (!) weniger Vitamine als noch vor 30 Jahren. Allein von 1914 bis 2018 haben Lebensmittel wie Kohl, Tomaten und Spinat fast 90 % ihres Gehaltes an Magnesium, Kalzium und Eisen verloren.[48] Also, was ist dann eigentlich noch gesund?

Kommen wir doch zunächst zurück auf unseren *Wunderwerk Körper* mit seinen Billionen von Zellen. Dieses Wunderwerk funktioniert wie ein Orchester. Wer schon einmal bei einem Symphoniekonzert eines großen Orchesters war, weiß von diesem musikalischen Hochgenuss. So ein Orchester besteht nicht nur aus den ersten und zweiten Geigen, den Bratschen, Celli und Kontrabässen. Zu einem vollen Klang gehören auch die Klarinetten, Trompeten und der große Gong. Genau so verhält es sich mit unseren Vitaminen und Mineralstoffen. Sie unterstützen sich gegenseitig. Fehlt eines, dann kann ein anderes seine Funktion nicht optimal ausführen. Nehmen wir beispielsweise Vitamin D (es handelt sich hier korrekterweise um ein Hormon und nicht um ein Vitamin). Ohne Magnesium kann Vitamin D nicht in die für den Körper optimale Form umgewandelt werden. Auch das so wichtige Melatonin, welches wir für unseren Schlaf benötigen, kann ohne Tryptophan und Serotonin nicht entstehen. Nichts ist ohne das Andere gut.

Vor 1.000 Jahren gingen Jäger und Sammler, wenn sie Hunger hatten, auf die Jagd. Das waren bestimmt locker mal 40 Kilometer am Tag. Die Beute wurde erlegt und reichte dann für einige Wochen oder Monate. Schon beim Thema *Bewegung* ist ein großer Unterschied zu erkennen. Ein Steinzeitjäger verbrannte definitiv mehr Kalorien als Sie, lieber Leser (ich bitte alle Marathonläufer unter Ihnen um Entschuldigung).

Unsere morgendliche Jagd geht vom Bett zum Kühlschrank, vom Kühlschrank zum Auto und dann zur Arbeit und wieder zurück. Dazu kommen noch die Kilometer, die wir im Idealfall noch mit dem Aufzug und PKW zurücklegen.

Im Jahr 2008 veröffentlichte das statistische Bundesamt Folgendes: Jeder vierte Weg wird zu Fuß erledigt! Jeweils weniger als ein Dreißigstel der Beförderungsleistung im Jahr 2008 wurde zu Fuß oder mit dem Fahrrad zurückgelegt. Die Menschen gingen zwar jeden vierten Weg zu Fuß, aber bewegten sich dabei mit durchschnittlich 1,4 Kilometern nur auf kurzen Strecken. Mit dem Fahrrad wurde weniger als jeder zehnte Weg bestritten, im Durchschnitt war ein Weg dabei 3,4 Kilometer lang.[64] Diese Auswertung kann nur schockieren!

So sieht es auch bei dem wichtigen Thema *Vitamine* aus. Um Ihnen einmal vergleichsweise den Vitaminverbrauch eines Steinzeitmenschen im Gegensatz zum modernen Menschen vor Augen zu führen, nehme ich das Beispiel Vitamin D: Der Steinzeitmensch nahm ca. 4.000 IE/Tag auf. Der moderne Mensch, auch *Homo Digitalis* genannt, nimmt dagegen 10 bis 150 IE/Tag auf. IE bedeutet hier internationale Einheiten, 1 IE entspricht 0,025 Mikrogramm. Das ist ein riesiger Unterschied. Da die

Sonne ab Oktober dann auch nicht mehr so wirklich steht, sodass der menschliche Körper genügend Vitamin D produzieren kann, sollte jeder, nein, muss jeder bitte spätestens dann mit einer Supplementierung, d. h. mit der Einnahme von Nahrungsergänzungsmitteln, beginnen.

Ein weiteres wichtiges Vitamin für die menschlichen Schleimhäute und zur Hemmung der Virenaufnahme ist *Zink*. Zink nahm der Steinzeitmensch noch in Mengen von 30 bis 45 mg/Tag auf, der *Homo Digitalis* dagegen nur 10 mg/Tag. Wir benötigen es tatsächlich für unser Immunsystem, unser Zellwachstum, die Schleimhäute, den Haarwuchs, unsere Haut sowie den Säure-Basenhaushalt und besonders wichtig in heutiger Zeit – die Schwermetallentgiftung.[48]

Bedenken Sie bitte, dass Lebensmittel wie Hülsenfrüchte, grünes Gemüse und Obst weniger als 5 mg/kg enthalten. Austern hingegen liegen mit mehr als 50 mg/kg (160 mg/kg) am oberen Limit. Überlegen Sie sich also jetzt bitte schon einmal, wo sich ein Bio-Austernhändler in Ihrer Nähe befindet.

Sollte Sie gerade eine Operation hinter sich haben, unter Makuladegeneration (eine meist altersbedingte Augenkrankheit) leiden oder in der Phase einer Wundheilung sein, so ist Zink in ausreichender Form für Sie unabdingbar.

Der wichtigste Faktor, der in unserem Lebensstil begründet liegt und ein starker Vitaminkiller ist, ist **Stress**. War Ihnen das bekannt? Dabei meine ich mit Stress nicht den üblichen *Arbeitsstress*, sondern emotionalen, physischen und psychischen Stress. Das sollte bitte nicht unterschätzt werden.

Der Steinzeitmensch hatte immer nur dann Stress, wenn ein *Säbelzahntiger* vor ihm stand. Dann ging die Körperalarmanlage an und durchzog den gesamten Körper. Nach einiger Zeit war dann der *Säbelzahntiger* verschwunden und der Steinzeitmensch lag wieder ganz entspannt in seiner Höhle. Sein Körperalarmsystem durfte sich regenerieren, Adrenalin und Cortisol wurde wieder heruntergefahren.

Heute werden wir 24 Stunden am Tag von *Säbelzahntigern* begleitet. Der erste ist schon unbewusst der Wecker morgens, der uns aus dem Schlaf reißt. Dann stopfen wir uns hastig etwas hinein, schauen auf die

Uhr und denken, dass wir zu spät zur Arbeit kommen. Also ab ins Auto. Der nächste *Säbelzahntiger* ist die rote Ampel, gefolgt vom Chef oder dem Arbeitskollegen. Wenn wir dann abends nach Hause kommen, setzen wir uns oftmals gerne vor den Fernseher – idealerweise noch mit Chips und etwas Alkoholischem – und unser Körper fällt später müde ins Bett. Ich glaube nicht, dass das genau so der Fall bei Ihnen ist, lieber Leser. Jedoch möchte ich vorsichtig behaupten, dass es in einigen Ansätzen wahrscheinlich schon nah daran ist.

Unser akutes Notfallsystem arbeitet permanent. Stellen Sie sich dafür einmal bildlich die Feuerwehr vor, die den ganzen Tag löscht. Sie benötigt dazu auch immer wieder Nachschub, in dem Fall Wasser, um den Brand zu löschen. Uns geht es nicht anders, unser Körper verbraucht unter Stress unfassbar viele Vitamine und Mineralstoffe. B-Vitamine und Magnesium stehen hier an erster Stelle. Zusätzlich blockiert chronischer Stress auch noch unsere Verdauung. Damit unser Körper aber trotz allem ausreichend Vitamine und Mineralstoffe erhält, müssten wir eigentlich Unmengen davon zu uns nehmen. Für eine bessere Vorstellung, nenne ich Ihnen hier ein paar Zahlen: Wir benötigen ca. 400 mg Magnesium pro Tag. Eine Banane enthält ca. 45 mg, 100 g Reis ca. 60 mg und 100 g Haferflocken ca. 140 mg. Ich gebe zu, ich liebe Hafer, jedoch jeden Tag 300 bis 400 g zu essen, wäre auch mir zu viel.

Zu dem Genannten kommen noch die digitalen Stressfaktoren wie Handy, PC und Laptop hinzu. Dauerndes Klingeln und ständig geforderte Erreichbarkeit sind nicht zu unterschätzen. Unser *Säbelzahntiger* sitzt sozusagen in jedem Handy, PC und Laptop.

Wenn ich heute in Cafés Familien oder mehrere Personen an einem Tisch sitzen sehe, dann frage ich mich oft, wo wir in der Zwischenzeit gelandet sind. Viele sitzen da mit gesenktem Haupt und schauen auf ihr Handy. Haben Sie sich mal überlegt, welche Chaoskaskaden in Ihrem Hirn da oben ablaufen? Stichwort: *digitaler Homo sapiens*. Das ist der neue Mensch. Unser Gehirn kann immer nur eine Aufgabe nach der anderen verarbeiten. Alles andere bedeutet Stress. Diese Informationsflut bringt unser Gehirn zum Kochen. Wohin mit all diesen Informationen? Gleichzeitig lechzen unsere 5,8 Millionen Kilometer an Nervenbahnen nach

Nahrung. Übersetzt bedeutet das: Vitamine und Vitalstoffe. Überlegen Sie mal, Sie fahren mit einem Formel-1-Fahrzeug mit 350 km/h über den Nürburgring. Wie hoch ist der Benzinverbrauch im Vergleich zu einem *Trabbifahrer*, der von Berlin nach Leipzig *tuckert*? Wer kommt entspannter an und verbraucht weniger Benzin?

All diese digitalen Einflüsse unserer neuesten Kommunikationsmittel sind Informationen von außen, die unsere Zellen verarbeiten müssen, ohne dass sie überhaupt genügend Futter in Form von Vitaminen und Mineralstoffen bekommen.

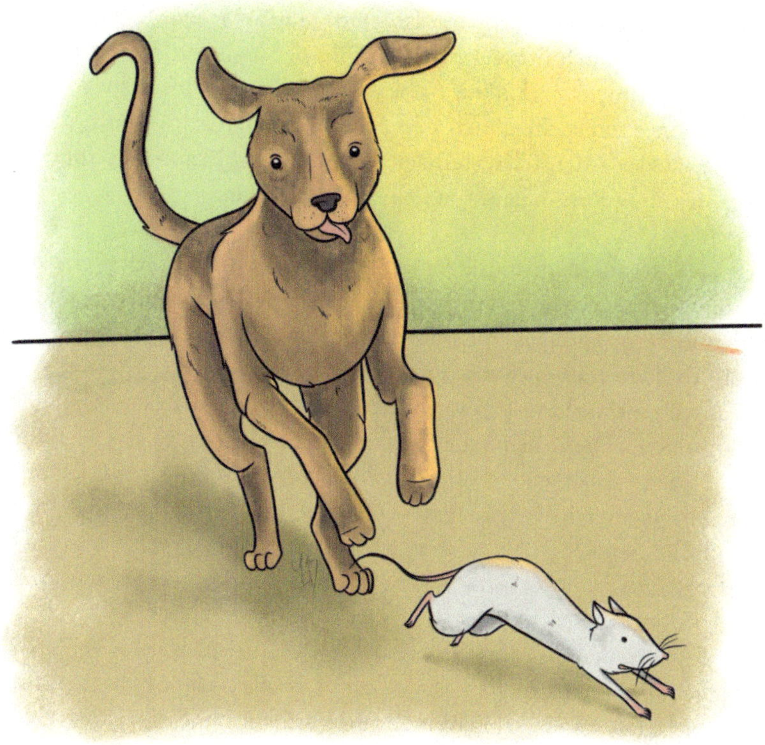

Kommen wir doch einfach mal zu einem Vitamin, welches allgemein bekannt ist: Vitamin C. Leider haben wir Menschen in den letzten Jahrtausenden die Fähigkeit verloren, Vitamin C selbst herzustellen. Da wünsche ich mir doch manchmal ehrlich, eine Maus zu sein. Denn eine Maus produziert circa 270 mg Vitamin C pro Kilogramm Körpergewicht pro Tag, ein Hund immerhin noch 40 mg pro Kilogramm Körpergewicht pro Tag.[65, 66]

Jetzt wissen Sie, warum Ihr Hund so gerne Mäuse fängt. Dadurch nimmt er eine optimale Portion Vitamin C auf. Jetzt fragen Sie sich vielleicht, wozu Sie Vitamin C noch brauchen, wenn Sie doch genügend essen. Die Antwort liegt in den Lebensmitteln und deren *mickrigen* Gehalt an Vitamin C. Die Empfehlung laut DACH-Länder, das sind Deutschland, Österreich und die Schweiz, lautet 100 mg am Tag.[67] Nicht nur ich halte das immer noch für viel zu wenig.[68] In der heutigen Zeit empfehle ich 200 mg morgens und 200 mg abends. Es hilft auch hier, einen guten Therapeuten aufzusuchen, sich den Spiegel messen zu lassen und die Speicher wieder aufzufüllen. Je nach Lebenszustand kann es sein, dass Sie mehrere hundert Milligramm pro Tag benötigen.

Doch steht noch die grundsätzliche Frage im Raum, wie wir weiterhin über die Nahrung an Vitamin C rankommen. Beispiel Brennnessel: Sie enthält noch ziemlich viel Vitamin C, nämlich 330 mg je 100 g Brennnessel. Aber wann essen wir schon Brennnesseln?

Was wir schon eher in größeren Mengen essen können, sind Orangen oder Zitronen. Diese beinhalten jedoch nur läppische 50 mg je 100 g Frucht. Das ist natürlich viel zu wenig. Außerdem haben wir in Obst und Gemüse – wie bereits besprochen – teilweise bis zu 90 % weniger Vitamine und Mineralstoffe als noch vor 20 Jahren.[48] Früher galt der Spruch *An Apple a day keeps the doctor away.* Heutzutage brauchen Sie schon 20 Kilo Äpfel, um vielleicht denselben Effekt zu haben.

Hinzu kommen die Umweltbelastungen wie beispielsweise Pestizide. Zusätzlich sind unsere Böden ausgelaugt, d. h. alles was wir aus dem Boden aufnehmen, kann gar nicht mehr den Vitamin- und Vitalstoffgehalt haben, den es eigentlich haben sollte. Ich persönlich halte es für wichtig, Vitamin C, Vitamin D, Magnesium und Omega-3-Fettsäuren auf jeden

Fall zu substituieren, d. h. zu ersetzen. Eine Lampe kann nur dann leuchten, wenn genügend Öl vorhanden ist und dieses Öl symbolisieren die Vitamine und Vitalstoffe. Wenn Sie dafür Hilfe benötigen, dann kann ich Ihnen hier nur erneut wiederholen: Bitte sprechen Sie mit einem Therapeuten Ihres Vertrauens in aller Ruhe mal eine Stunde, um den individuellen Bedarf für sich selbst auszurechnen.

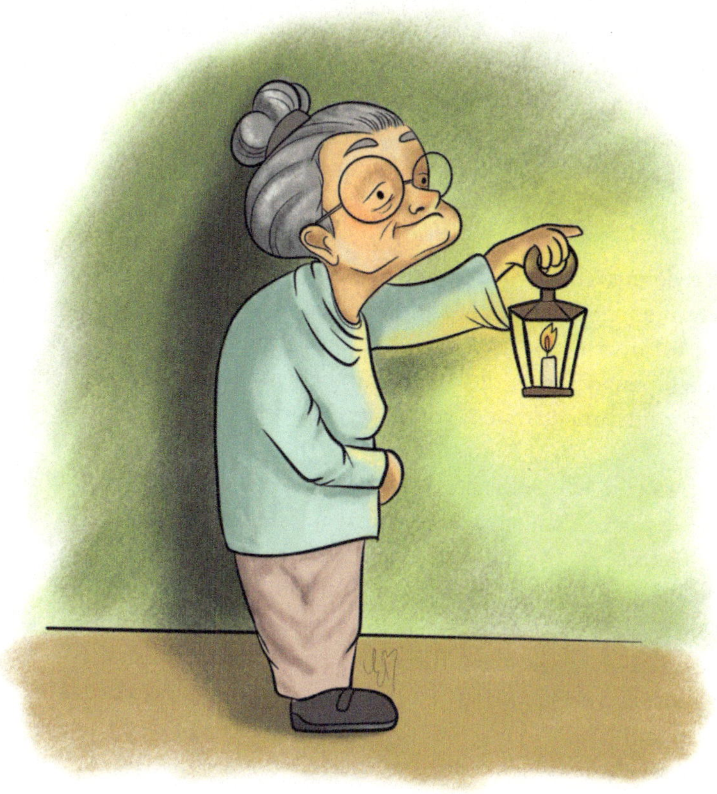

In meinen Honorarberatungen gehe ich beispielsweise all die folgenden Fragen mit meinen Patienten und Klienten durch, um ihren aktuellen körperliche Zustand festzustellen:

Wie geht es Ihrem Darm? Neigen Sie zu Blähungen, Verstopfung oder Durchfall? Rumort es nach Mahlzeiten in Ihrem Bauch? Wie leistungsfähig sind Sie? Seit wann haben Sie einen Leistungsabfall beobachtet? Wie schlafen Sie? Wann wachen Sie nachts auf? Wie sieht Ihre Ernährung aus? Wie viel und was trinken Sie? Hatten Sie eine schwere virale Erkrankung? Hatten Sie einen Zeckenbiss? Welche Medikamente nehmen Sie ein und seit wann? Warum nehmen Sie diese Medikamente? Gab es entscheidende und gravierende Lebensveränderungen in den letzten Wochen, Monaten oder Jahren? Lieben Sie, was Sie machen? Was ist Ihr Traum? Welche Vitamine nehmen Sie aktuell ein? ... Sie sehen, es sind Fragen über Fragen notwendig, um festzustellen, ob Ihre Lampe optimal brennt.

Mir wurde tatsächlich auch lange Zeit nicht vermittelt, dass wir heute einfach in anderen Zeiten leben, die einen erhöhten Bedarf von Vitalstoffen erfordern. Das musste ich selbst erkennen. Deswegen möchte ich Ihnen genau das in diesem Buch bewusst machen, damit Sie früh genug für Ihr Immunsystem vorbeugen können.

Zuletzt möchte ich noch die *Adaptogene* besprechen. Im Kapitel *Wie die Blaubeere mich fand!* bin ich schon einmal auf sie eingegangen.

Stellen Sie sich hierzu mal Ihre ersten Versuche auf einem Stand-Up-Paddle vor, dies am besten bei Windstärke zwei bis drei auf dem Bodensee. Was müssen Sie machen, um nicht direkt ins Wasser zu fallen? Sie müssen ausgleichen, Ihre Oberschenkel zittern und brennen. So erging es mir zumindest, als ich vor einigen Jahren das erste Mal auf einem Stand-Up-Paddle stand, das auch noch als Anfänger tatsächlich bei Windstärke zwei auf dem Bodensee. Ich wusste nicht, dass meine Oberschenkel so viele Muskeln besitzen. Jetzt übertragen Sie bitte genau diese Situation auf die gesamten Stürme im Leben, die auf Ihren Körper einwirken. Egal ob emotional, psychisch oder physisch – nur wenn Ihr Körper in der Lage ist, diese Einflüsse auszuhalten und auszugleichen, kommen Sie vielleicht nicht unbedingt mit Leichtigkeit, jedoch leichter hindurch. Daher halte ich ebenfalls die Adaptogene, sprich anpassungsfähige Substanzen wie eben beispielsweise die wilde Blaubeere, über die ich schon berichtet habe, für unabdingbar. Diese Lebensinformationen, die Sie insbesondere mit der wilden Blaubeere (ideal extrahiert und damit potenziert) aufnehmen, sind ein wertvoller Bestandteil, um die chronische Gesundheit zu erreichen. Wilde Blaubeeren als hochwertiges Extrakt enthalten nicht nur die hochgelobten Antioxidantien, sondern ebenfalls Kalium, Calcium, Eisen, Chrom, Mangan und Natrium.

Hafer ist ebenfalls ein hervorragendes Adaptogen. Ich empfehle allen Menschen, die Probleme mit ihrem Blutzuckerspiegel haben, drei Hafertage einzulegen. Morgens, mittags und abends ein Gericht, welches hauptsächlich aus Hafer besteht. Meiner Meinung nach schmeckt es auch hervorragend. Morgens eignet sich beispielsweise ein Porridge mit Nüssen sowie mit Zimt, Rosinen und Obst, je nachdem was gerade die Natur hergibt. Kochen Sie es jedoch bitte mit Wasser oder Milchersatz auf und verzichten Sie auf Kuhmilch. Ihrem Darm und Blutzuckerspiegel wird es guttun. Mittags ersetzen Sie dagegen ihre Kartoffeln oder den Reis durch Hafer; abends können Sie gerne wieder Ihre Mahlzeit vom Morgen oder Mittag wiederholen.

Wenn wir jedoch über Vitamine sprechen, müssen wir auch den langen Schlauch in Ihrem Bauch erwähnen. Man nennt ihn *Darm*. Ja, es handelt sich um einen sehr langen Schlauch; allein der Dünndarm hat eine Länge von ca. acht Metern. Es ist einfach eine logistische Meisterleistung, wie der Darm im Bauchraum verpackt ist. Bei meinen ersten Besuchen im Operationssaal war ich anfangs echt erstaunt, welch langes Gebilde, dort gut sortiert, aus dem Bauch herauskommt. Denn im Rahmen meiner Ultraschalltätigkeit wurden oft bei Operationen die Organe *herausgenommen*, um *geschallt* werden zu können. Die Organe können so viel besser beurteilt werden. Absolut spannend!

Zu seiner Länge kommen noch die vielen kleinen Falten, die seine Innenseite schmücken. Dies kann man sich wie eine Ziehharmonika vorstellen. Um Platz zu sparen, wird eben dieser Dünndarm quasi zusammengestaucht. Würde man den Darm wieder auseinanderfalten (ähnlich wie man eine Ziehharmonika auseinanderzieht), so ergäbe sich die Größe eines Fußballfeldes. Es handelt sich also um ein gigantisches Organ in Ihrem *Wunderwerk Körper.* Allerdings kommt jetzt das schon erwähnte große Aber: Der Darm kann Ihre Vitamine und Vitalstoffe nur verarbeiten, wenn er auch die dazugehörigen Untermieter besitzt. Bei diesen Untermietern handelt es sich um eine winzig kleine Welt, das Mikrobiom. Diese kleine Welt wiegt ungefähr ein bis zwei Kilogramm und besteht aus vielen Millionen von Bakterien, den Untermietern. Nur wenn diese auch in der optimalen Zusammensetzung vorhanden sind, kann Ihr Schnitzel oder auch der Apfel entsprechend aufgespalten und dann als Energie für Ihre Zellen zur Verfügung gestellt werden. Dazu benötigt der Darm eben auch Vitalstoffe und zusätzlich Probiotika, die Ihrem Darm dabei helfen. Das ist natürlich abhängig von Ihrem individuellen Gesundheitsstatus, Stresslevel etc. Essentielle Vitamine, die ich immer empfehle, sind hier unter anderem Vitamin D und Omega-3-Fettsäuren.[68]

Daher starte ich bei fast allen Beratungsgesprächen immer mit der Frage: »Wie geht's Ihrem Darm?« Meist kommt dann die Antwort: »Gute Frau, ich habe Migräne, meinem Darm geht's gut.« Daraufhin fange ich an aufzuklären, dass der Darm und das Gehirn mehr miteinander in Verbindung stehen, als mein Gesprächspartner sich wahrscheinlich je vorstellen konnte.

Mein wertvoller TIPP für Sie:

Notieren Sie sich Ihre tägliche Nahrungsaufnahme. Wie geht es Ihnen nach dem Essen? Sind Sie müde und würden lieber schlafen?

Haben Sie seit langem Schmerzen in den Gelenken, eventuell schon beim Aufwachen oder nach dem Genuss von bestimmten Nahrungsmitteln?

Wie geht es Ihrem Darm (ich *weiß*, über Blähungen, Verstopfung und Durchfall spricht man nicht so gerne)? Vielleicht fehlen Ihnen nur die guten *Untermieter*, damit Ihre Nahrung wieder verarbeitet werden kann. Bei Verstopfung fehlt vielleicht *nur* Flüssigkeit in Form von gutem stillem Wasser.

Daher ist der erste Schritt in Sachen Vitamine: Lassen Sie Ihren Vitamin-D-Spiegel sowie Ihren Omega-3-Spiegel kontrollieren. Eventuell überrascht Sie das Ergebnis.

Kapitel 10
Sie sind ein Wunder, Sie wissen es nur (noch) nicht!

Wenn mir jemand vor 20 Jahren gesagt hätte: »Du bist ein Wunder und weißt es nur noch nicht«, ich hätte ihn wohl vor die Tür gesetzt. Es stimmt jedoch tatsächlich. Sie sind ein Wunder und wissen es wirklich noch nicht. Aber Sie werden es gleich von mir erfahren.

Ihr Körper besteht aus 70 bis 90 Billionen Zellen. Wobei 20 Billionen mehr oder weniger finde ich jetzt für unsere Ausarbeitung auch nicht von großer Bedeutung. Aber wussten Sie zum Beispiel, dass sich Ihre roten Blutkörperchen alle drei Monate erneuern?[69]

Oder wussten Sie, dass sich Ihre Darmzellen im Durchschnitt alle sieben Tage neu aufbauen und sich Ihre Leber nach zwei Jahren komplett erneuert hat? Oder dass auch bei Ihrem Herz circa 40 % aller Zellen regenerativ sind? Sie sind folglich heute beim Lesen dieses Buches nicht mehr dieselbe Person als noch vor 7 Jahren. Außerdem ist es bekannt, dass wir in einem Sieben-Jahres-Zyklus leben, sprich alle sieben Jahre beginnt ein neuer Lebenszyklus.[70]

Sie sehen das beispielsweise an Kindern. Diese stoßen ungefähr mit sieben Jahren ihre Milchzähne ab, um dann ihre ersten – in Klammern – richtigen Zähne zu bekommen.

Das, was unser Körper schon alleine kann, ist ein Wunder. Dieses Wunder müssen wir alle auch logischerweise richtig pflegen. Deswegen möchte ich Sie etwas fragen: »Haben Sie sich schon einmal überlegt, welche Macht Ihre Gedanken, Ihre Worte, Ihre Taten haben?« Es gibt dazu ein wundervolles und zum Nachdenken anregendes Lied von Udo Jürgens mit folgendem Text, den ich hier auszugsweise niedergeschrieben habe:[71]

Das Leben bist du

Achte auf deine Gedanken, denn sie werden Worte.
Achte auf deine Worte, denn sie werden zur Tat.
Achte auf deine Taten, denn sie werden dein Schicksal.
Was in Zukunft wächst, ist deine Saat.

Achte auf deine Lieder, andere werden sie singen.
Achte auf deine Fehler, andere machen sie nach.
Achte auf deine Stärken, denn sie werden dich leiten,
Und auf deinen Geist, er hält dich wach.

Du bist dein Krieg, du bist dein Frieden,
Du bist dein Schatten und dein Licht.
Du bist alles, was gescheh›n wird, einen Ausweg gibt es nicht!

Du drehst dir deine Welt zur Hölle oder auch der Sonne zu.
Du bist das Leben – DAS LEBEN BIST DU!
...
Achte auf deine Wünsche, vielleicht werden sie Träume.
Achte auf deine Träume, vielleicht werden sie wahr.
Achte auf deine Wahrheit, denn mit ihr musst du leben.
Als Weiser oder Zweifler oder Narr.

Du bist dein Krieg, du bist dein Frieden,
– DAS LEBEN BIST DU!

In einem der vorherigen Kapitel bin ich auf die Macht der Worte und welche Informationen Sie Ihren Zellen liefern bereits eingegangen. Ich wiederhole das gerne, weil ich es für außerordentlich wichtig halte: »Glauben Sie nicht alles, was andere zu Ihnen sagen und achten Sie auf das, was Sie zu sich selbst sagen.« Wenn Sie das umsetzen und mit Ihrem *Wunderwerk Körper* gut umgehen, kann das Ihr Leben komplett verändern.

Vielleicht darf ich Ihnen nochmals in diesem Zusammenhang ein Beispiel dazu geben, um die Selbstheilungskräfte Ihres Körpers zu verdeutlichen. Es handelt sich um die Geschichte eines Mannes, der 1893 wurde. In den Kriegsjahren baute er mit Hammer und Schubkarre eine Firma auf. Er liebte das, was er machte. Die Mutter verstarb früh, sodass er als Ältester seine zehn (!) Geschwister durchfüttern musste. Dies war für ihn jedoch selbstverständlich. Sein Tag verlief wie folgt: In den frühen Morgenstunden ging er mit Hacke und Schubkarre zehn Kilometer (zu Fuß wohlgemerkt) zur ersten Baustelle. Dort arbeitete er acht Stunden und marschierte dann den gleichen Weg abends wieder zurück. Heute ist das für uns nicht mehr vorstellbar.

Er heiratete und gründete eine Familie mit vier Kindern. Im Alter von 54 Jahren musste er nach einem Lungenriss das erste Mal ins Krankenhaus. Dort sagte der behandelnde Arzt zu ihm, dass sein Herz seine absolute Schwachstelle sei und er nie wieder arbeiten dürfe. Ab jetzt sollte für ihn absolute Ruhe gelten.

Er grinste den Herrn Professor nur an und sagte nichts. Am nächsten Morgen schlich er sich heimlich aus der Klinik, lief dort zwei Stunden durch den nahegelegenen Wald. Ich darf dazu anmerken, dass diese Klinik an einem steilen Berg lag. Nach zwei Stunden lag er wieder im Krankenbett und strahlte den Herrn Professor an, als dieser hereinkam: »Herr Professor, ich bin völlig gesund und werde mich deshalb selbst entlassen.« Der Professor schlug die Hände über dem Kopf zusammen und rief: »Um Gottes Willen, das ist Ihr Todesurteil.« Der Mann ließ sich mit einem Grinsen auf dem Gesicht aus der Klinik entlassen. Er starb dann 30 Jahre später, im Alter von 84 Jahren, wieder mit einem Lächeln auf dem Gesicht, bei uns zu Hause. Dieser Mann war mein Opa.

Was löst diese wundervolle Geschichte in Ihnen aus? War es ein Wunder? War es Zufall? Meines Erachtens weder noch. In den vorigen Kapiteln habe ich Ihnen von den Spiegelneuronen berichtet. Erinnern Sie sich? Unser Körper kann grundsätzlich nicht unterscheiden, ob etwas real vor Ihnen abläuft oder ob Sie es sich vorstellen.

Ich bin mir sicher, mein Opa hatte das Wort Spiegelneuronen noch nie gehört.

Trotz allem hat er ständig seine Träume und Ziele (in diesem Fall die Gesundheit) visualisiert, diese gefühlt und damit eine ganze bio-chemische Hormonkaskade ausgelöst.

Die Psychoneuroimmunologie kommt in diesem Fallbeispiel erneut zum Vorschein. Dieser Forschungszweig ist ein regelrechter Brückenbauer, um die Wechselwirkungen zwischen Psyche, Nerven und Immunsystem aufzuschlüsseln. Mein Opa wäre somit ein hervorragender Proband gewesen. Er war mit sich selbst verbunden und hat auf seine Intuition gehört. Zudem liebte er sein Leben, die Menschen und seine Arbeit. Das war sein größtes Kapital. DAS ist auch Ihr größtes Kapital.

Wann haben SIE das letzten Mal Ihrer Intuition und damit sich selbst vertraut?

Mein wertvoller TIPP für Sie:

Egal welche Diagnose oder Prognose man Ihnen gestellt hat – glauben Sie diese zunächst mal auf gar keinen Fall. Hinterfragen Sie sie und holen Sie sich eine zweite oder auch dritte Meinung ein. Fragen Sie sich selbst: Was möchte mir mein Körper damit sagen? Was habe ich in den letzten Jahren nicht beachtet? Habe ich mir genügend Aufmerksamkeit geschenkt? Ihr Körper spricht mit Ihnen. Versuchen Sie diese Sprache zu übersetzen und holen sich kompetente Therapeuten an Ihre Seite.

Das Wichtigste: Aktivieren Sie Ihren inneren Arzt, Ihren Selbstheiler, denn dieser ist größer und mächtiger als wir uns alle vorstellen können. **Er wartet nur darauf, dass Sie endlich mit ihm sprechen.**

Kapitel 11
Hilde und Ulrich, 185 Jahre Lebensinformation pur in ihren Worten

Hilde, jugendliche 92 Jahre

Wenn ich so an meine Kindheit zurückdenke – ich werde im Sommer 92 Jahre jung – dann leben wir heute in einer ganz anderen Welt. Es gab damals weder Telefon noch Radio. Meine Kindheit spielte sich tagsüber fast ausschließlich im Freien ab. Wir vergnügten uns auf der Straße, im Garten oder im nahegelegenen Wald. Im Dorf gab es gerade mal drei Autos.

Wir waren also immer an der frischen Luft. Bei passender Witterung ging es in den Fluss Sieg, der am Ortsrand vorbeifloss. Hier lernte ich auch schwimmen. Schwimmkurse kannten wir damals nicht. Ein Schwimmbad gab es ja zu dieser Zeit noch gar nicht.

Die notwendigsten Lebensmittel wurden im eigenen Garten gezogen, natürlich hatten wir auch Obstbäume, unter anderem Pflaumenbäume. Beim Entkernen der Pflaumen, die anschließend im Waschkessel unserer Waschküche zu Pflaumenmus verarbeitet wurden, halfen die Nachbarn mit. Diese Tätigkeit wurde immer am Samstagabend verrichtet. Hatte einer der jungen Helfer von einem frischverliebten Pärchen gehört, wurden alle Pflaumenkerne gesammelt und nachts von der Haustür der Frau bis zur Wohnung des Mannes gestreut. Beim sonntäglichen Kirchbesuch ging man also der *Pflaumenkernstraße* nach und schnell war das ganze Dorf informiert. So funktionierte damals die Informationsübertragung – noch ganz analog.

Süßigkeiten kannten wir kaum. Jedes Jahr an Allerheiligen, dem Feiertag am 1. November, freuten wir uns auf den Besuch einer Tante, die immer eine Tüte Weintrauben mitbrachte. Ein *Nappo* gab es auf der Mudersbacher Kirmes im Nachbarort. Das reichte für das ganze Jahr.

Zucker? Den konnte man nur in der Apotheke für teures Geld kaufen, also fast nie.

In guter Erinnerung ist mir ein Vorfall, der sich vor unsere Haustür abgespielt hatte. Im Westerwald gibt es einen Wald und dadurch auch sogenannte *Haubergsgenossenschaften*. Meine Eltern hatten sich Anteile an Wald und Hauberg gekauft und erhielten so das selbstgefällte Holz günstiger. Beim Zerkleinern vor unserem Haus flog meiner jüngeren Schwester Käthe (damals ca. vier Jahre alt) ein Holzstück gegen das Knie. Die stark blutende Wunde wurde notdürftig verbunden und mein Onkel Franz trug – ohne zu zögern – Käthe auf dem Rücken zum Arzt in den Nachbarort Mudersbach. Nach der Behandlung brachte er sie den gut 30-minütigen Fußweg auf dem Rücken zurück.

Kurz vor Kriegsende wurden dann die Brücken gesprengt, damit der *Feind* nicht eindringen sollte. So fuhr natürlich auch kein Zug die Siegener Strecke bis Betzdorf. Ich besuchte zu dieser Zeit die Mädchenmittelschule (heute Realschule) in Betzdorf. Nicht nur wir Schüler – alle, die in Kirchen oder Betzdorf beschäftigt waren, hatten jetzt täglich zweimal einen zweistündigen Fußmarsch zu bewältigen. Das war Prävention pur.

Wir trafen uns morgens um sechs Uhr an der Siegbrücke im Ort, die nach der Sprengung zwar schnell, aber nur provisorisch, als Behelfsbrücke gebaut worden war, und zogen zusammen los. Interessant und abwechslungsreich waren diese *Spaziergänge* immer.

Fuhr einmal ein LKW unserer Firma (mein Vater hatte ja ein Straßenbauunternehmen) nach Betzdorf, durften wir Kinder morgens mitfahren. Da es ja noch kein Telefon gab, lief ich dann am vorherigen Nachmittag durch den Ort und *informierte* meine Mitschüler.

Das erklärt bestimmt, warum ich immer noch so gut auf den Beinen bin und meine täglichen Spaziergänge machen kann.

Zur Fitness beigetragen haben sicherlich auch folgende Begebenheiten: Mein Vater fuhr in den Kriegsjahren ab und zu mit seinem PKW (ich sehe das Vehikel, einen beigen Ford Rheinland mit großem Holzkessel an der Seite, noch genau vor mir) nach Betzdorf. Zwei weitere Schülerinnen und ich durften mitfahren, da wir dort zur Schule gingen. Wir stiegen vor unserer Haustür ein und konnten, da es bergab ging, bis ans Dorfende sitzen bleiben. Hinter der Bahnschranke im Nachbarort Mudersbach mussten wir allerdings aussteigen da es wieder bergauf ging. Der Holzvergaser schaffte diese Last nicht. So liefen wir gut einen Kilometer hoch bis zur Bundesstraße, stiegen in den wartenden PKW ein, der uns sicher bis zum Betzdorfer Bahnhof brachte. Das letzte Stück bis zur Schule hoch erfolgte natürlich per 20-minütigem Fußmarsch.

Mein sehnlichster Wunsch, Kinderkrankenschwester zu werden, erfüllte sich 1949 im Kinderkrankenhaus zu Bonn-Dottendorf. Nach dem Krieg lag die Stadt in Trümmern. Auch das Wohnheim war zerstört. Nur Bewerberinnen, die eine Wohnmöglichkeit nachweisen konnten, wurden aufgenommen. Dank der Hartnäckigkeit meines Vaters fand ich schließlich mit zwei weiteren Schülerinnen Unterkunft in einer angemieteten Villa. Allerdings alles unbeheizt. Zum Waschen ging es in den Keller und die Morgentoilette mit kaltem Wasser erfolgte natürlich fix. Einmal pro Woche gab es die Möglichkeit – in einem noch verbliebenen, unzerstörten Raum des Wohnheims – ein Bad zu genießen. Allerdings ging das nur für eine vorgegebene kurze Zeit. Die Ausbildung war streng, aber diese Lehrzeit war für mich schön, lehrreich und bleibt unvergessen fürs ganze Leben. Ich erwähne hier mal eine Nachtwache bei Kindern mit Pseudokrupp. Etwa zehn erkrankte Kinder lagen das ganze Jahr, Tag und Nacht warm angezogen, auf dem überdachten Balkon. Alle hatten, als sie zu ersticken drohten, einen Luftröhrenschnitt bekommen. Dabei wurde eine Kanüle in die Luftröhre gesetzt, damit der Schleim abfließen konnte. Wenn nötig, musste die Kanüle immer wieder gesäubert werden, damit keine Erstickung drohte. Also wanderte man die ganze Nacht auf dem Balkon hin und her, um kein Kind aus den Augen zu verlieren. Es bestand ja immer Lebensgefahr. Überglücklich genossen aber alle, Schwestern und kranke Kinder, den Nachmittagsspaziergang.

Selbstverständlich hatten wir Schülerinnen am Abend oder nach Dienstschluss alle Schuhe wieder zu säubern.

1950 grassierte die Kinderlähmungsepidemie. Da ich zu dieser Zeit auf der Isolierstation eingesetzt werden sollte, aber noch nicht volljährig war, benötigte ich dazu die Einwilligung meiner Eltern, die auch erfolgte.

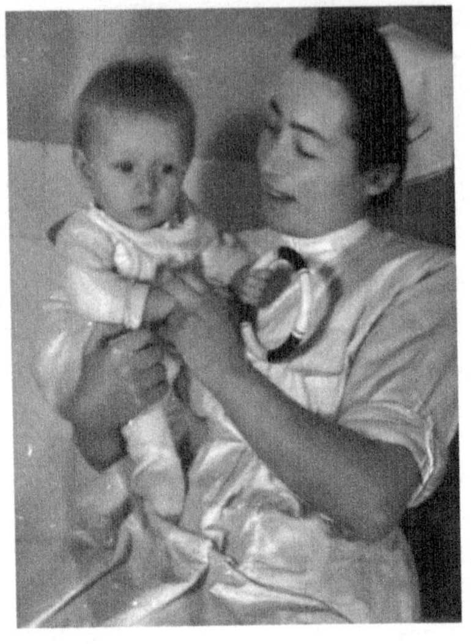

Beim Betreten der Station wurden die Hände gründlich gewaschen und desinfiziert, Gummischuhe übergestreift und Schutzkittel angezogen. Kopfhaube trugen wir ja sowieso, jedoch keinen Mundschutz. Nach dem Verlassen der Station bekamen wir immer mindestens 15 Minuten Aufenthalt an der frischen Luft. Krankenhauskeime, wie sie heute nach unserem Wissensstand existieren, gab es damals nicht (zu erwähnen ist hier beispielsweise der sogenannte MRSA-Keim, der jedoch erst in den fünfziger Jahren zunächst in England aufgetreten ist – und das während der Erprobung eines speziellen Antibiotikums).[72]

Die Kinder lagen in einem speziell angefertigten Gipsbett. Arme und Beine waren sorgfältig in die Gipsschale eingewickelt. Täglich freuten sich alle auf ein warmes Bad. Die Mullbinden wurden dann entfernt und zwei Schwestern trugen danach das Kind vorsichtig ins Bad. Im warmen Wasser strahlten die Augen der Kinder, daran erinnere ich mich noch gut.

Positive Gefühle erweckt auch heute noch die Erinnerung an meinen Aufenthalt vom Sommer 1954 bis Herbst 1955 in Griechenland und Limassol auf der Insel Zypern. Wie kam es dazu? Der kleine Georgios wurde 1954 in Bonn von einer Griechin geboren. Da Filio, die Mutter, nach der Geburt wochenlang sehr krank war, kümmerte ich mich auf der Wochenstation liebevoll um das Baby. Nach ihrer Genesung flog Filio wieder zurück in ihre Heimat und bat mich, sie doch unbedingt in Griechenland zu besuchen. Ich folgte ihrer Bitte und versorgte zunächst in Athen und später in Limassol ihr Kind.

Das tägliche Schwimmen im Mittelmeer mit meinem Pflegesohn war einfach toll und bleibt unvergessen. So wurden aus dem ursprünglich für vier Wochen geplanten Besuch schließlich 14 erlebnisreiche Monate.

Einige Erlebnisse der letzten Jahre sollen ebenfalls noch Gehör finden.

Vom Balkon aus beobachteten wir eines Tages einen Vogel, der auf der vorüberführenden Hochspannungsleitung saß und zwitscherte. Mein Mann Rudi antwortete ihm – auf den Fingern pfeifend – fast in der identischen Tonfolge. Prompt drehte sich das Tierchen nach ihm um und flötete zurück.

Zurzeit jedoch erfreut mich ein kleines schwarzes Eichhörnchen, dass sich schon wochenlang in der Umgebung aufhält. Immer wieder schlüpft es unter einem Gebüsch hervor und rennt über die Wiese. Vor einigen Tagen begrüßte es mich morgens in unmittelbarer Nähe der Haustür. Schöner kann der Tag doch nicht beginnen, stimmt's?

Lieber Leser, merken Sie etwas? Oder vielmehr haben Sie in den letzten Zeilen etwas bemerkt? Es sind die kleinen Dinge des Lebens, die meine Mutter Hilde immer wieder bis heute erfreuen. Der Fokus lag nicht auf der Außenwelt wie heute auf dem Smartphone, Tablett und Co. Der Fokus lag und liegt auf den menschlichen Urbedürfnissen, nämlich der Natur. Wer nimmt heute noch ein Eichhörnchen wirklich wahr und erfreut sich daran? Die Information, die uns ein Eichhörnchen vermittelt, ist Leichtigkeit und Lebensfreude. Wer hört noch auf die Information, die uns die zwitschernden Vögel mitteilen möchten, und antwortet dann einfach mal spontan? Heute gibt es das nur noch in einer *Natur-APP* zur Nachahmung von Naturgeräuschen. Die wahre Natur kennt heute kaum noch ein Kind.

Die wichtigste Frage jedoch zum Nachdenken: Wann haben Sie das letzte Mal früh am Morgen einen zweistündigen Fußmarsch mit Ihren Freunden unternommen, sich ausgetauscht, gemeinsam gesungen und gelacht?

Auch Ulrich Hebel zeigt Ihnen, wie viel es wert ist, seinen Fokus auch mal auf die anderen Dinge zu legen, und zwar auf die kleinen Gegebenheiten.

Ulrich Hebel, mit 93 Jahren noch jeden Tag in der Firma

Kommunikation ohne Telefon? Ja, das war tatsächlich möglich. Wir hatten erst ab 1937 unseren ersten Apparat. Da war ich acht Jahre und sah so aus:

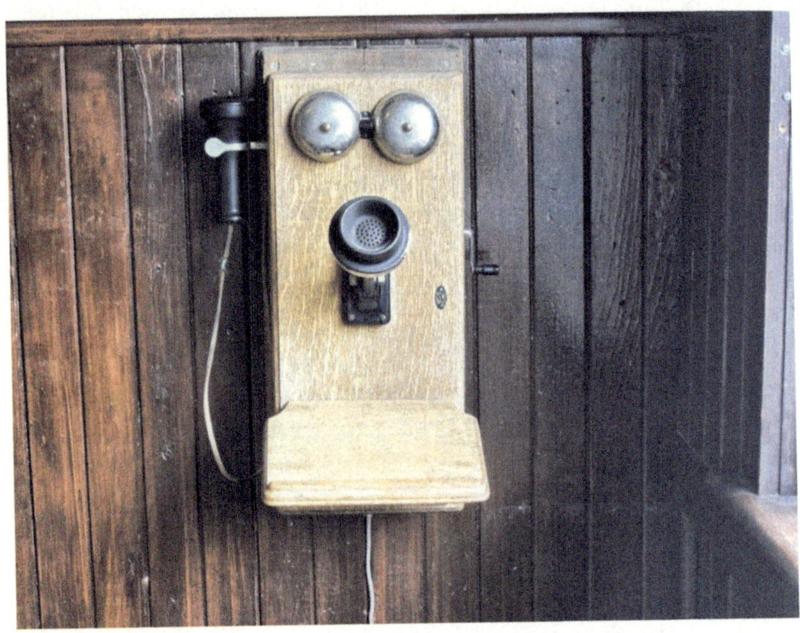

Bei der Nummer handelte es sich um die 444 und war gut zu merken. Aber weil auch in den vierziger Jahren des vorigen Jahrhunderts noch kaum jemand ein Telefon hatte, gab es sogenannte *Öffentliche Fernsprecher*. Im Vorraum der Post hing einer an der Wand und auch beim Bäcker gab es einen. Der Bäckermeister zog dann das Sprachrohr zu seinem Mund herunter und rief: »Öffentliche zwei in Kirchen«. Meist wollten die Anrufer, dass irgendjemand zurückruft. So ging der Bäckermeister vor die Tür und beauftragte einen vorbeikommenden Passanten, das der Frau oder dem Herrn X zu bestellen. Das funktionierte dann auch, da unser Ort Kirchen damals noch sehr klein war und jeder jeden kannte.

Zeitungen? Weit gefehlt. Bei uns gab es eine Bekanntmachung. Ein Herr Söhngen lief mit offizieller Dienstmütze, einer extragroßen Schelle unter dem Arm und einem Zettel in der Hand im Dorf umher. An ganz bestimmten, nicht zu weit auseinanderliegenden Stellen schwenkte er dann die Schelle und wartete, bis die Leute das Fenster geöffnet hatten. Dann rief er mit lauter Stimme »Bekanntmachung« und legte los mit den aktuellen Neuigkeiten.

Nahrungsmittel und Lebensmittel, ja, die waren wirklich knapp. Es ging tagtäglich darum, einfach nur satt zu werden. 1945, nach dem Krieg, also vor über 75 Jahren, daran kann ich mich noch gut erinnern, da haben wir mit Wonne die Kochtöpfe ausgekratzt. Das war lecker!

Wir haben Bucheckern gesammelt und daraus wunderbares Öl gepresst. Die einzige Uhr im Haus, ein großer Wecker, musste mit in den Buchenwald, um den letzten Zug nach Hause zurück nicht zu verpassen.

Ich habe auch im Gießener Land gehamstert. Regelmäßig habe ich ewigen Kleesamen, den es in einer Apotheke gab, gegen Getreide getauscht. Immer eins zu zehn. Auch habe ich Feldarbeit geleistet, auf einem Stück kargen Boden am Ortsende *Katzenbacher Eichelchen*. Die Gemeinde hatte dieses Stück zur Verfügung gestellt. Im Hitzesommer 1947 musste ich täglich die zarten Zuckerrübenpflänzchen begießen und das Wasser dazu vom Friedhof aus schleppen. Hinauf und herunter, unzählige Kannen.

Später bei der Ernte waren sie zwar nur daumendick, aber im kupfernen Waschkessel im Keller haben wir sie mit Wonne zu Sirup gekocht. Das Wichtigste war ja nur – wie gesagt – täglich irgendwie satt zu werden!

Meine Hobbys sind Fliegen, Segeln und Musik machen. Durch das Fliegen habe ich gelernt, in kritischen Situationen schnell die richtigen Entscheidungen zu treffen. Da kann man nicht mal schnell an den Rand fahren und seelenruhig in einer Karte nachschauen.

Musik spielte bei mir immer eine wichtige Rolle. Aber auch schon damals war Musik als positive Information lebenswichtig für mich. Wir waren in unserer Jugend oft auf dem Land unterwegs mit unserer Band. Der Kontrabass wurde aufs Auto geschnallt, ein Opel Kadett, Baujahr 1938. Dann ging es ab aufs Land und irgendein Lokal, welches spontane Musik gebrauchen konnte, fanden wir immer. Eine der schönsten und unbeschwertesten Zeiten meines Lebens:

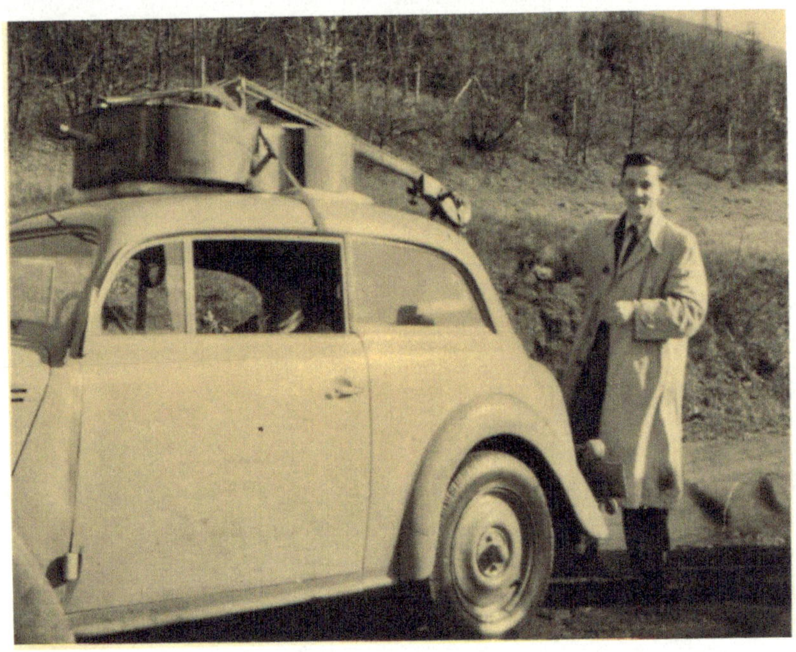

Warum ich heute noch so fit im Geiste bin? Ich habe mein Leben lang mit Begeisterung geistig gearbeitet, auch heute noch. Regelmäßig bin ich immer neue Projekte mit Freude angegangen. Im Ohrensessel zurücklehnen? Das passte nicht zu mir. Auch als mir 1986 zwei Stents in meine Herzarterien eingepflanzt wurden, sagte mir der damalige *Koronarpapst* aus Milwaukee: »Ab jetzt laufen, laufen, laufen.« Und das habe ich dann 20 Jahre lang gemacht. Jeden Morgen, bei jedem Wetter. Eisern. Zuletzt bin ich immer stramm gegangen. Genau wie vorher jeden Morgen in den

Swimmingpool. Bei jedem Wetter … bis zum ersten Eis. Bewegung ist halt Leben.

Mein wertvoller TIPP für Sie:

Egal, wie jung oder *alt* Sie sind, Das Alter ist nur eine Zahl. Es zählt Ihre innere Einstellung. Sehen Sie, Hilde und Uli erfreuen sich jeden Tag erneut an den vermeintlich kleinen Dingen des Lebens. Zum Beispiel erfüllt sie beide mit Dankbarkeit, dass sie jeden Morgen ihre Augen öffnen und frohen Schrittes den Tag erkunden *dürfen*.

Das Wichtigste haben diese beiden Menschen gemeinsam: Sie lieben das, was sie tun und tun, was sie lieben.

Das können Sie auch, lieber Leser! Erkennen Sie die wahren Werte der Natur, der Menschen und erfreuen sich an den vermeintlich kleinen Dingen des Lebens.

Kapitel 12
Ihr Herz, mehr als nur ein Muskel

Ich habe mir wie gesagt bis zu meinem 33. Lebensjahr keine besonderen Gedanken zum Thema **Herz** gemacht. Als ich dann nach einer rasanten Fahrt mit Blaulicht auf einer Intensivstation in einer großen Uniklinik aufwachte und neben mir, durch einen Vorhang getrennt, ein sibirischer Abenteurer lag, allerdings schon. Als man mir mitteilte, dass ich eine Herzmuskelentzündung mit einem Perikarderguss (Herzbeutelerguss) hätte, fing ich erst an, alles zu hinterfragen.

Doch zunächst einiges Grundsätzliches zum Thema *Herz*.

Was verbinden Sie mit Ihrem Herz? Beachten Sie es täglich, besser sogar mehrmals täglich, idealerweise immer? Haben Sie Ihrem Herzen schon einmal gedankt? Also gedankt dafür, dass es Sie Ihr ganzes Leben lang durch sein stetiges Schlagen und Pumpen am Leben erhält? Ich kann es Ihnen nur nahelegen, Ihre Hand einmal auf Ihr Herz zu legen, es zu fühlen und zu spüren, wie dieser ca. 300 g schwere Muskel Sie verlässlich begleitet und Ihnen hilft, Ihr Leben zu meistern. Um es auf den Punkt zu bringen: Auch Ihr Herz ist ein Wunder!

Gelehrt wird in der Schulmedizin alles ziemlich mechanistisch und materiell. Dabei handelt es sich bei einem Herz um einen schlagenden Muskel, der mit zwei Kammern und mit zwei Vorhöfen ausgestattet ist. Dieser Muskel jagt fünf bis sechs Liter Blut pro Minute durch Ihren Körper und damit insgesamt 7.000 Liter pro Tag.[73] Um einen Vergleich zu haben: Das ist ungefähr so, als ob Sie jeden Tag einen 10-Liter-Eimer auf einen 200 Meter hohen Turm tragen. Viel Spaß dabei!

In Ihrem gesamten Leben kann ein Herz bis zu drei Milliarden Mal schlagen. Das ist doch *irre*, oder? Bei Sportlern handelt es sich dabei um ein Vielfaches. Die Größe des Herzens entspricht ungefähr der Ihrer Faust.[73]

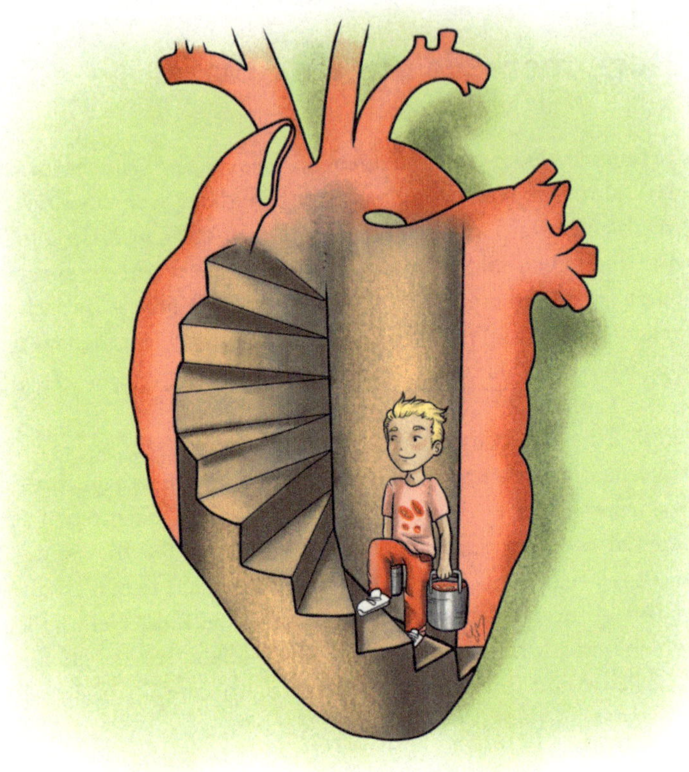

Das Herz entwickelt sich bei einem Embryo ungefähr am 18. Tag, denn dann fängt es mit ungefähr 150 bis 160 Schlägen pro Minute an zu schlagen. Beachten Sie bitte: In der fünften Woche der Gesamtentwicklung des Menschen hat das Herz die Größe eines Sesamsamens. Das sind circa zwei Millimeter. Doch da geht es schon seinen Aufgaben nach, um den winzig kleinen Embryo am Leben zu halten. Natürlich besitzt das ebenfalls winzig kleine Herz zu diesem Zeitpunkt noch keine zwei Kammern und Vorhöfe. Es sieht eher aus wie ein Schlauch und versorgt den kleinen Menschen bildlich gesehen wie bei Ebbe und Flut.

Ich durfte mich einmal mit einem Mann eines indigenen Volkes im fernen Amerika unterhalten und fragte ihn, wann ein Herz zu schlagen anfange. Er entgegnete: »Dein Herz begann zu schlagen, als Deine Seele in den Körper eingetreten ist.«

Mich hat diese Aussage sehr berührt. Solche Aussagen waren mir aus der Schulmedizin nicht bekannt. Hier wurde und wird leider heute noch immer vieles sehr mechanisch gesehen und ebenso erklärt. Der spirituelle Ansatz bzw. die Ganzheitlichkeit von Körper, Geist und Seele wird oft (natürlich nicht immer) belächelt, weil es nicht greifbar und messbar ist.

Doch was lernen wir hier in Bezug auf die Aufgaben unseres Herzens? Wissenschaftlich gesehen erhält es den Blutkreislauf aufrecht, damit alle Organe gut versorgt werden.

Unseren gesamten Körper durchziehen ca. 100.000 Kilometer an Gefäßen.[74] Hieran kann schon ermessen werden, welch enorme Kraft das kleine Wunderwerk in unserer Brust Tag für Tag, Sekunde für Sekunde, vollbringt.

Kann es jedoch sein, dass unser Herz mehr als ein schlagender Muskel ist? Kann es sein, dass Sie mit Ihrem Herzen viel mehr Informationen wahrnehmen, als Sie sich vorstellen können?

In unserem Herzen befindet sich ein neuronales Netzwerk (Nervenzellen) von 40.000 Zellen, welches alle Impulse aufnimmt, bevor diese im Gehirn wahrgenommen werden. Der Arzt, der dies entdeckte, hieß Dr. Amour (franz. Liebe). Ein witziger Zufall, oder? Diese Nervenzellen bzw. Neuriten nennt man auch *Herzgehirn*.[75]

Der Satz »Höre auf dein Herz« gewinnt so auf einmal eine ganz andere Bedeutung. Wann haben Sie das letzte Mal auf Ihr Herz gehört? Jeder kennt es: Manchmal hat man einfach *ein schlechtes Gefühl*, wenn man einer bis dahin fremden Person begegnet, ebenso aber *ein sehr gutes Gefühl*, wenn eine Person vertrauenswürdig erscheint. Ständig werden uns dabei von unserem Herzen Informationen übermittelt, die wir jedoch oft überhören und überfühlen.

Was hat das aber nun mit der Herzgesundheit gemein? Eine ganze Menge! Denn all diese unterdrückten Gefühle und Emotionen müssen irgendwo abgelegt werden. Glauben Sie mir, das werden sie auch. Unser Zellgedächtnis vergisst nichts, aber auch gar nichts. Auch wenn wir es selbst erst oft spüren, wenn sich unser Herz meldet – sei es in Form einer Herzattacke oder ähnlichem. Auch ich durfte es erfahren – fast zu spät – jedoch noch früh genug, um mein Leben zu ändern.

Wie begann meine Reise in ein Bewusstsein, mein Herz wirklich wieder spüren zu lernen?

Es ist jetzt über 20 Jahre her: Ich war damals 33 Jahre alt, beruflich sehr in meiner Ultraschallwelt engagiert und natürlich noch in der Freizeit mit einem wirklich hervorragenden Chor auf Tournee. Zusätzlich kam in diesem Jahr noch eine wundervolle Reise von meiner ehemaligen Firma hinzu, die mich in die Souks (Märkte) von Marrakesch führte. Leider war ich etwas unvorsichtig mit der Nahrungsaufnahme und fing mir einen kräftigen Magen-Darm-Infekt ein. Der ging natürlich mitten in den Souks von Marrakesch los. Ich kann Ihnen solch einen Virusstart im Darm nicht empfehlen. Es war, im wahrsten Sinne des Wortes, ein *beschissenes Gefühl*, so dringend eine Toilette zu benötigen. In den Souks von Marrakesch existieren diese aber leider nicht an jeder Straßenecke.

Ich wusste bis zu diesem Zeitpunkt überhaupt nicht, wie viel Inhalt so ein Darm fassen kann!

Zurück in Deutschland überging ich trotz allem die Symptome wie Schlappheit und Müdigkeit. Ich dachte, es handelte sich noch um die Folgen meines Magen-Darm-Virus.

So überging ich mal wieder meine Körpersignale, da etwas Großartiges anstand: eine Konzerttournee mit der achten Sinfonie von Gustav Mahler, die uns quer durch Europa führen sollte. Das war ein großer Wunschtraum von mir und ich wollte, wie ich schon zuvor erzählt habe, diese Sinfonie unbedingt mitsingen.

Trotz Fieber und Abgeschlagenheit machte ich also diese Tournee mit. Beim letzten Konzert in Wien stand ich mit fast 40 Grad Fieber auf der Bühne und hielt gerade noch durch, bis der letzte Ton verklungen war. Ich konnte dieses für mich einmalige Erlebnis definitiv noch mit all seinen Gefühlen und Emotionen erleben. Wieder zu Hause angelangt, merkte ich jedoch, dass irgendetwas nicht stimmte. Ich konnte keine

Treppe mehr hochgehen, mein Herz schlug bis zu beiden Ohren hoch und ich war jedes Mal schweißgebadet. Mein erster Weg führte mich dann direkt zu meiner Hausärztin. Doch mehr als »Ach, Sie sind halt ein bisschen überarbeitet, ruhen Sie sich ein bisschen aus und dann wird das schon alles wieder« kam dabei nicht raus.

Meine Blutwerte waren relativ in Ordnung, die Entzündungsparameter etwas erhöht, jedoch nicht besorgniserregend. Leider wusste ich damals nicht, dass Normwerte nicht unbedingt etwas aussagen. Außerdem können Klinik (sprich das, was Zahlen aufgrund von medizinischer Diagnostik ergeben) und Symptomatik massiv voneinander abweichen, wie Sie im Kapitel *Wie wir mit und ohne unsere Augen sehen* schon erfahren haben.

Meine Symptome besserten sich jedoch nicht. Wochen später – inzwischen hatte die Weihnachtszeit begonnen und ich hatte mich irgendwie durch diese Zeit hindurchmanövriert, fragen Sie mich bitte nicht wie – fuhr ich zu meinen Eltern. Ich lag dort auf dem Sofa wie ein Häufchen Elend. Meine Eltern machten sich große Sorgen, denn so kannten sie mich nicht. Ich war kraft- und antriebslos und sagte immer wieder nur, dass man mich in Ruhe lassen solle.

Also führte mich mein nächster Weg dort in die Notfallaufnahme, wo allerdings ein Hals-Nasen-Ohren-Arzt Dienst hatte. Diese Gegebenheit ergab sich als völlig sinnlos.

Dieser meinte nämlich dann zu mir: »Sie haben die Symptome einer gestressten Mutter, das ist typisch vor Weihnachten.« Nun, da ich keine Mutter war und demzufolge auch keine Symptome einer gestressten Mutter haben konnte, fuhr ich also wieder nach Hause und legte mich mit dem Gedanken »Vielleicht habe ich ja jetzt echt einen Knall« wieder hin. Die Psyche spielt verrückt, so redetet ich es mir zumindest ein. Zwei Monate später (ich manövrierte mich wieder irgendwie durch die Arbeitswelt) betreute ich mal wieder einen Ultraschallkurs. Dem dort tätigen, wirklich sehr fähigen Arzt schilderte ich meine Beschwerden. Noch heute bin ich ihm echt dankbar, weil wenigstens er erkannte, dass mit mir irgendetwas nicht stimmte. Kurz gesagt: Wir machten einen Herzultraschall.

Dabei kam ans Licht, was ich nicht glauben wollte. Die Wand zwischen der linken und der rechten Herzkammer war sozusagen platt auf einer Länge von ungefähr zwei bis drei Zentimeter. Das war ein eindeutiges Zeichen einer Herzmuskelentzündung. Mein *Säbelzahntiger* meldete sich sofort und mein komplettes Alarmsystem ging los. Das war das beste Beispiel dafür, dass man nicht das sehen will, was wirklich vorhanden ist. Damit meine ich, dass der Befund der Herzmuskelentzündung gestellt war, ich dies jedoch nicht wahrhaben wollte.

Die Therapie beruhte auf einer absoluten Ruhe für ca. drei Monate. Das war für mich eine Zeit, die ich nicht fassen konnte und wollte. Eine Frau namens Jutta, die keiner Arbeit nachgehen sollte und durfte, sondern sich endlich ihrem Körper widmen musste, konnte ich mir einfach noch nicht vorstellen

Aber zumindest konnte ich damit umgehen. Ich hatte ja jetzt eine ernstzunehmende Diagnose und scheinbar doch »keinen an der Waffel«, wie ich mir selbst zu pflegen sagte.

Aber so richtig glauben wollte ich es trotzdem nicht. Ich wollte eine zweite Meinung hören und fuhr zu einem sehr anerkannten Kardiologen nach Köln. Hier ließ ich nochmals einen Herzultraschall durchführen. Dieser Kardiologe meinte dann, dass alles in Ordnung sei und nur psychischer Natur entspräche. Schon kam ich erneut voll und ganz nach dem Motto »Vielleicht bin ich jetzt doch echt durchgeknallt?« ins Zweifeln. Also fuhr ich wieder nach Hause und ließ mir noch einmal Blut abnehmen. Die Werte waren gar nicht so schlecht.

Ich befolgte dennoch dem Rat des Arztes, der bei mir diese Herzmuskelentzündung festgestellt hatte, und blieb tatsächlich fast drei Monate lang zu Hause. Ich ließ mich sogar krankschreiben. Danach ergriff mich allerdings die altbekannte Ungeduld, ich wollte unbedingt etwas machen und überlegte, mit dem Sport zu beginnen. Das war jedoch ein fataler Fehler. Am nahegelegenen Sportplatz versuchte ich mich langsam daran, mit dem Training zu beginnen, also zunächst 100 Meter gehen, dann 200 Meter und so weiter. Eigentlich war es nur ein Gehen im Tempo einer 100-jährigen Greisin. Jedoch war ich danach immer total am Ende. Aber ich hörte immer noch nicht auf meinen Körper, sondern setzte mich innerlich total unter Druck.

Kennen Sie das? Sie müssen und wollen funktionieren, denn es kann ja nicht sein, dass Sie untätig sind und Ruhe halten müssen. So sind wir konditioniert. Funktionieren steht im Vordergrund. Alles andere bedeutet ja Versagen. Scheinbar lief bei mir unbewusst dieses Programm auch noch ab. Das Schlimmste war jedoch, dass mein Körper täglich schrie und ich dieses Schreien überhörte. Mein Körpergefühl war einfach auf stumm gestellt. Ich nahm diese Informationen überhaupt nicht wahr, sondern drückte sie einfach weg.

Doch irgendwann konnte ich wirklich keinen Mucks mehr sagen. Der Besuch bei meinem alten Hausarzt und ein erneutes Herzechokardiografie ließen dann in der Praxis die Alarmanlagen klingeln. Ein weiteres Perikarderguss war hinzugekommen. Ich musste dringend in die Klinik. Denn es handelt sich dabei um Flüssigkeit, die sich um den Herzbeutel gelegt hatte. Wird dieser Flüssigkeitssaum zu groß, kann sich das Herz nicht mehr ausdehnen und zusammenziehen. Die möglichen Folgen dürfen Sie, lieber Leser, sich jetzt gern selbst weiter ausmalen. In diesem Fall kann es nämlich sein, dass Ihre Lebensreise ziemlich schnell zu Ende ist.

Mit Rettungswagen ging es auf die Intensivstation einer großen Klinik, die auf Herzmuskelentzündungen spezialisiert war. Zum Glück war dies meine erste und bisher einzige Fahrt in einem Rettungswagen.

Angekommen auf der Intensivstation, kam ich in den Genuss, direkt an alle lebenswichtigen Geräte angeschlossen zu werden. Allerdings muss ich sagen, dass es mir – solange ich lag und mich nicht anstrengte – ziemlich gut ging.

Rechts neben mir, durch eine dünne Stoffwand getrennt, lag ein sibirischer Abenteurer (das vorhin sollte kein Witz sein). Durch dieses ständige Piepen der Geräte konnte ich eh nicht einschlafen. Also fragte ich nach, wer denn da neben mir liegen würde. Mit einem sibirischen Abenteurer hatte ich jedenfalls nicht gerechnet, aber dadurch bot sich mir in diesen Tagen die Gelegenheit, etwas über die wundervolle Wildnis von Sibirien zu erfahren.

Ich fühlte mich auch gar nicht mehr so krank, als ich auf dieser Intensivstation lag. Ich glaube, bis zu diesem Zeitpunkt hatte ich überhaupt nicht begriffen, was mit mir los war. Denn ich war immer so konditioniert, dass ich funktionieren musste. Ich war geistig schon wieder bei den nächsten Ultraschallkursen und bei dem, was ich noch so alles vorbereiten wollte.

Obwohl ich die Zusammenhänge noch nicht verstand, hatte ich zumindest Zeit zum Nachdenken. In meinem Kopf war mein Körper ein funktionierendes Utensil und entsprechend nahm ich diesen auch so wahr. Denn von klein auf werden wir durchgehend auf den Gedanken konditioniert, immer mehr als 100 % Leistung erbringen zu müssen. Ansonsten sind wir anscheinend nichts wert. Das wird uns in dieser Welt schon ab dem Kindergarten vermittelt.

Spätestens ab der Schulzeit beginnt man sich mit Hilfe von Noten und Prüfungen zu vergleichen. Wenn man die Note drei beziehungsweise sieben bis neun Punkte im Abitur erzielt, dann kann man dies oder das beispielsweise nicht studieren. Dinge werden immer an Bedingungen geknüpft. So durchlaufen wir den Kindergarten und 12 oder 13 weitere Schuljahre. In der Ausbildung und im Studium herrscht weiterhin genau dieselbe Denkweise.

Wann wird uns eigentlich einmal mitgeteilt, einfach mal auf unser Herz zu hören? »Fühlt es sich gut an, was ich da gerade mache? Oder fühlt es sich nicht so gut an?« All das wird übergangen bis zu dem Punkt, an dem der Körper »Stopp!« ruft: »Jetzt fängst du an, auf dich selbst und auf dein Herz zu hören.« Dieser Punkt war damals bei mir dann eingetreten. Im Nachhinein ist das das größte Geschenk meines Lebens.

Aber wie ging es nun weiter? Nach einigen Tagen kam ich von der Intensivstation auf die normale kardiologische Station. Hier wurde mir dann mitgeteilt, dass mein Herz nicht so in Ordnung sei. Super, das wusste ich ja schon selbst. Mit mir wurde geredet wie mit einem kleinen Kind, obwohl ich aus der Schulmedizin kam, die Befunde sah und auch genau wusste, was los war (ich dachte zumindest, dass ich wüsste, was los war). Ich durchlief die komplette Maschinerie aller Untersuchungen von Stressechokardiographie über Herzultraschall, von Blutuntersuchungen aller Art bis hin zu einer Herzmuskelbiopsie. Letzteres wünsche ich niemandem.

Es ist ein echt *beschissenes* Gefühl, wenn ein Katheter durch die Leiste geführt wird. Wobei dies nicht einmal besonders schmerzhaft ist. Viel unangenehmer ist, wenn jemand mit einer kleinen Biopsieklemme im Herz herumfuhrwerkt, um dort einige Proben des Herzmuskels zu entnehmen. Ich war natürlich neugierig und bat darum, alle Monitore so zu positionieren, dass ich exakt verfolgen konnte, was passiert. Ich weiß noch, wie der Professor nochmal nachhakte, ob ich das wirklich wolle. Ich bestand darauf.

Stellen Sie sich vor, jemand versucht, mit einer Pinzette aus Ihrem Herzmuskel ein Ministückchen Gewebe herauszuschneiden. Ihr Herz reagiert logischerweise und hüpft, allerdings nicht vor Freude. Es ist ein seltsames Gefühl, da dabei Rhythmusstörungen und Unregelmäßigkeiten auftreten (können). Sie haben tatsächlich ab und zu den Eindruck: »Aha, so fühlt sich also das Ende an«. So war es zumindest bei mir.

Nach der Untersuchung wurde mir dann mitgeteilt, es handle sich um eine chronische virus-negative Myokarditis. Also eine chronische Erkrankung, die mich mein Leben lang begleitet würde, die jedoch nicht durch ein Virus verursacht sei. Diese Information wurde zumindest direkt in meinem Hirn abgespeichert. Wissen Sie, dass wir im Übrigen immer zunächst das Negative in Informationen hineininterpretieren? So war das auch bei mir. Die Bedeutung der Sprache und Worte gewinnt hier dann an großer Bedeutung. Denn wie etwas gesagt wird, spielt eine zentrale Rolle dabei, wie etwas vom Gegenüber aufgenommen wird.

Diese Prognose sollte sich aber im Nachhinein nicht bewahrheiten. Jedoch glaubte ich zuerst ja das, was mir gesagt wurde. Ich hatte die Untersuchung schließlich aufmerksam begleitet und das Ergebnis gesehen.

Im Krankenhaus wurde ich daraufhin mit diversen Medikamenten *vollgepumpt*. Für jemanden, der bis dato nie Medikamente erhalten hatte, wirkten sich diese natürlich dramatisch aus. Ich erinnere mich noch genau daran, als ich die ersten Betablocker meines Lebens erhielt und danach regelrecht komplett *weggeschossen* war.

Nicht nur, dass Betablocker an die Betarezeptoren eines Herzens andocken und sozusagen den kompletten Körper zwangsweise *herunterfahren*, ich konnte auch keine zusammenhängenden Bilder mehr erkennen. Das teilte ich auch dem Kardiologen mit. Er merkte selbst, dass mein Blutdruck extrem runtergefahren war und ich dadurch nur noch schwarz-weiße Quadrate sehen konnte, meinte aber nur ganz ungerührt, dass ich mich daran gewöhnen müsse, das sei einfach nur ein Gewöhnungseffekt. Erneut glaubte ich daran, was mir gesagt wurde, denn es handelte sich ja um einen Professor.

Ich wurde entlassen, kam dann nach einigen Wochen wieder in die Klinik für einige Tage, wurde wieder entlassen und so weiter. Das erstreckte sich über mehrere Monate. Nach einiger Zeit zog ich wieder zu meinen Eltern. Dort lag ich im Bett, konnte nicht viel machen und war in gewissen Abständen immer wieder in der besagten Uniklinik für ein, zwei Tage oder sogar eine Woche.

Ich bin in dieser Zeit schier verzweifelt, da sich irgendwie nichts aus dem Ganzen entwickelte und ich den Grund dafür nicht wusste.

Als ich dann aber wieder einmal nachts im Bett lag und mich nicht besonders wohl fühlte, hatte ich das Bedürfnis, mich dringend aufzusetzen, da ich ansonsten keine Luft bekommen würde. Es war ein seltsames Gefühl. Als ich dann aufrecht saß, kam ich mir vor wie in einem Kinofilm. Es war, als ob mir mein komplettes Leben auf einer Filmrolle vorgespielt wurde. Damals habe ich überhaupt nicht verstanden, was das soll und habe es dann auch einfach versucht zu vergessen. Erst Monate später wurde ich wieder daran erinnert. Wahrscheinlich wollte ich es in diesem Moment einfach nicht wahrhaben. Jahre später sagte mir mal eine Numerologin (diese Menschen gibt es wirklich. Sie erzählen Ihnen Ihr Leben aufgrund Ihrer Lebenszahlen), dass ich in diesem Moment die Wahl zwischen Weiterleben oder eben nicht Weiterleben hatte. Dazu darf ich betonen, dass diese Dame mich nicht kannte und absolut nichts von mir wusste. Ich fing tatsächlich an zu glauben, dass es vielleicht doch mehr zwischen Himmel und Erde gibt, als ich bis dato gedacht hatte.

Aber stattdessen wurde mir das Colchicin (ein Medikament, das auf dem natürlich vorkommenden Stoff der Herbstzeitlosen basiert) verabreicht, von dem man erwartete, dass es hilft, mein Herz ruhig zu stellen, die

Herzmuskelentzündung zu beseitigen bzw. die Entzündungen herunterzufahren.

Als ich dann zum wiederholten Male in der Klinik lag und wieder dieses Colchicin einnehmen musste, fasste ich einen Entschluss und setzte es eigenhändig ab. Denn es gab eine Bedingung für die Entlassung und die lautete: »Ihr Darm muss wieder anspringen.« Ich verkündete also froh, dass alles klappen würde, und wurde aus der Klinik entlassen. Dann rief ich besagten Arzt an, der bei mir damals die Herzmuskelentzündung entdeckt hatte und fuhr zu ihm. Bis heute bin ich ihm sehr dankbar. Denn er ist ein hervorragender Diagnostiker, der im Saarland praktiziert und mich glücklicherweise wieder so halbwegs auf die Beine bringen konnte. Es war ein großer Fortschritt, weil sich bis dato an meinem Zustand in Bezug auf Fitness und Gesundheit leider nichts geändert hatte.

Eine noch heute gute Freundin von mir, die im Süden Deutschlands wohnt, bekam natürlich die ganze Geschichte mit, da wir täglich telefonierten. Schließlich überredete sie mich, zu einer wundervollen Ärztin am Starnberger See zu fahren. Lange genug hatte es gedauert, bis ich dazu bereit war. Ich war damals auch in Bezug darauf ein ziemlicher Dickschädel, und verstehe auch heute jeden, der sich an die Schulmedizin klammert. Doch da es mir so schlecht ging und ich keinen anderen Ausweg sah, dachte ich, ich versuche es einfach mal.

Ich reiste also an den Starnberger See. Dort durfte ich einen meiner *Engel* begegnen. Dieser Engel war eine wundervolle Ärztin. Ihre Patienten nannten sie liebevoll Tilli (sie ist vor zwei Jahren auf die Heimreise gegangen und wir denken alle sehr oft an sie), die dann wortwörtlich die Hände über dem Kopf zusammenschlug. Ihr habe ich heute zu verdanken, dass sich mein komplettes Weltbild verändern durfte. Sie begann mich Schritt für Schritt mit Hilfe der Elektroakupunktur nach Voll (das Prinzip dahinter ist, dass man die Werte der verschiedensten Akupunkturpunkte an Händen und Füßen quasi per Messung *ausliest*) auszutesten. Tilli stellte fest, dass ich mit einem massiven Virus belastet war, nämlich dem Coxsackie-Virus. Erst im Nachhinein wurde mir klar, dass es sich dabei um den Virus handelte, den ich mir in den Souks von Marrakesch *eingefangen* hatte.

Tilly ging sehr sorgsam und gefühlvoll mit mir um. Mein Selbstvertrauen war ja zu diesem Zeitpunkt auf minus 1.000. Bildlich gesprochen konnte ich *unter dem Teppich Fallschirm springen.* Denn ich wusste weder ein noch aus. Es ist schon ein seltsames Gefühl, wenn man körperlich zu kaum mehr etwas in der Lage ist.

Treppen hochgehen, war immer noch unmöglich. Um mich herum meinten alle Menschen, »das müsste doch alles besser werden«. Tilli jedoch fing an, mein Selbstbewusstsein wieder auszugraben und mich als Jutta wertschätzen zu lernen. Diese Reise dauerte allerdings mehrere Jahre. Ich fuhr monatlich nach München.

Sie stellte meine Ernährung komplett um. Ich ersetzte Weizen durch Alternativen wie Dinkel oder Emmer, Milchprodukte ebenfalls. Stattdessen durfte ich Hafer- oder Kokosmilch zu mir nehmen. Kohlehydrate wurden generell auf ein Mindestmaß heruntergeschraubt. Zucker war ein No-Go, mit Ausnahme von Zartbitterschokolade. Schlussendlich ging es darum, die Entzündung in meinem Körper *herunterzuschrauben* und parallel dazu mein Immunsystem wieder auszugraben.

Ich nahm wahr, dass sich mit dieser entzündungshemmenden Ernährung auch endlich mein Wohlbefinden verbesserte. Mit dieser Feststellung hielt ich das Ganze natürlich dann auch durch. Vitalstoffe waren ebenfalls Mangelware in meinem Körper. Die Lampe konnte also nicht brennen, da kein Öl vorhanden war. Somit musste ich mich auch mit Vitalstoffen auffüllen, um mein Lebensfeuer wieder zu entfachen.

Während ich diese Zeilen schreibe, denke ich mit einem Lächeln im Gesicht und voller Freude im Herzen an Tilly und sende ihr Grüße aus meinem irdischen Dasein, wo immer sie jetzt auch sein mag.

Meiner Freundin Luci aus München bin ich ebenso sehr dankbar. Ich bin dankbar dafür, dass sie damals so hartnäckig geblieben ist und mich regelrecht zu Tilly gezerrt hat.

Doch was hat all das schlussendlich in mir verändert?

Nicht nur durfte ich zunächst erkennen, dass es zwischen Himmel und Erde viel mehr als nur das Wörtchen *und* gibt. Auch durfte ich entdecken, dass die Weisheit »Glaube nicht alles, was man dir sagt, und glaube vor allen Dingen nicht alles, was du zu dir selbst sagst« mehr als nur der Wahrheit entspricht. Denn all das, was ich zu mir gesagt hatte, waren Informationen, die verursachten, dass sich mein Immunsystem ständig verschlechterte. Dauerhaft begleitete mich die Frage »Warum ich, warum ich, warum ich?«. Damit kam ich aber definitiv nicht weiter. Stattdessen hätte ich mir Fragen wie »Was möchte mir diese Krankheit sagen?« oder »Welcher Sinn könnte dahinterstecken?« stellen sollen.

Trotz allem bin ich heute, über 20 Jahre später, für all diese Erfahrungen unfassbar dankbar. Ich hatte die Wahl, dieses Dasein vorzeitig zu verlassen oder meine (Lebens-)Reise zu vervollständigen. Ich habe verstanden, dass alles im Leben einen Sinn hat, sowie ich auch lernte, dass es keine Zufälle gibt. Zufälle sind das, was Ihnen zufällt. Es fällt einem jedoch immer nur das zu, womit man in Resonanz steht. Stellen Sie sich einen Raum mit Gitarren vor. Schlagen Sie beispielsweise an einer Gitarre die E-Saite an. Welche Saiten fangen ebenfalls an zu schwingen? Die E-Saiten der anderen Gitarren.

Genau so verhält es sich ebenfalls im Leben. Sie gehen immer in Resonanz mit dem, was Sie selbst gerade ausstrahlen.

Ihr jetziger Energie- und Frequenzzustand bestimmt, wo Sie sich gerade, in diesem Moment, befinden. Das hört sich sicherlich für den einen oder anderen seltsam an, aber man kann es lernen zu verstehen. Im umgekehrten Sinne bedeutet das nämlich: Für Ihre Krankheit (für fast alle Krankheiten, ich möchte nicht verallgemeinern) sind Sie selbst verantwortlich. Das Thema *Schuld* ist wiederum eine andere Angelegenheit. In meinen Augen gibt es keine Schuld. Es gibt jedoch eine Selbstverantwortung. Die meisten Zivilisationskrankheiten sind definitiv selbstgemacht. Ein Herzinfarkt fliegt Sie nicht einfach an. Den haben Sie sich jahrelang erarbeitet. Das kann ich nach mehr als 35 Jahren im internationalen Gesundheitswesen wirklich bestätigen. Selten sah ich einen Herzinfarktpatienten, der *einfach so* einen Infarkt erlitten hatte. Die Vorboten, die ihm sein Körper gab, wurden einfach ignoriert. Ein Diabetes Typ 2 fällt ebenfalls nicht vom Himmel. Auch den haben Sie sich regelrecht erarbeitet.

Es gibt Erfahrungen, die wir in diesem Leben machen dürfen, können oder wollen. Und seien Sie dankbar, wenn Sie die Chance bekommen, das alles zu erkennen und Ihr Leben zu ändern. Doch manchmal benötigt man ein wenig Hilfe. Deswegen möchte ich Sie mit diesem Buch und meinen Erfahrungen unterstützen.

Tilli hat mir damals – zumindest auf meiner Reise – den Anstoß gegeben zu hinterfragen, ob es zwischen Himmel und Erde mehr gibt, als mir bewusst ist. Ich habe angefangen zu hinterfragen, welche Informationen mir Nahrung bringt, was sie mit mir und meinem Körper macht. Ich wollte Klarheit haben, inwieweit tatsächlich Vitamine und Vitalstoffe benötigt werden. Vor allen Dingen wollte ich aber wissen, wozu ich das alles benötige.

Ich durfte bzw. musste erfahren, dass ich allein durch meine Ernährung nicht wieder völlig gesund werden kann. Dazu gehört viel mehr. Die Schulmedizin betrachtet den Körper immer nur als Gegenstand. Doch wir sind mehr als nur ein materieller Körper. Wir sind nicht nur unser Körper, sondern haben einen Körper, den wir hegen und pflegen müssen sowie dürfen.

Wir sind Körper, Geist und Seele. Nur wenn alles behandelt wird, kann man wortwörtlich heil werden.

Wie habe ich das geschafft? Eines der Schlüsselwörter ist der schon erwähnte **Lebensstil**. Wir sind eben nicht mehr die Steinzeitjäger, die noch vor hunderten von Jahren mit genügend Bewegung, ohne Luftverschmutzung, versorgt mit ausreichend gesunder Nahrung, entspannt in einer Höhle sitzen. Im Gegensatz zu heute gab es das Phänomen Stress damals noch nicht.

Es beginnt doch schon bei der Nahrungsaufnahme. Wir sollten gesunde Kräuter und Naturprodukte essen. Doch wenn wir heute in einen Supermarkt gehen, was sehen wir da? 80 % all dieser ausgestellten Produkte braucht kein Mensch, sie schaden mehr als dass sie uns nützen.

Ich durfte erkennen, dass mein Körper keine Maschine ist, sondern das Wertvollste, was ich in diesem Leben besitze. Wie wenn ein Auto ohne Benzin oder Diesel nicht gestartet werden kann, so benötigt auch unser Körper unter anderem Vitamine und Vitalstoffe. Diese können wir aber heute über die Ernährung, die uns in Supermärkten ermöglicht wird, nicht mehr ausreichend zu uns nehmen.

Also absolvierte ich noch ein Zusatzstudium in der Orthomolekularmedizin. Das ist die *Vitalstoffmedizin*. Ich fing an zu hinterfragen, welche Vitalstoffe wofür verantwortlich sind. In meinem Fall war sozusagen der Speicher komplett leer.

Ein kleines Beispiel sind hierfür die Mitochondrien, die Kraftwerke unserer Zellen. Diese Mitochondrien können nur dann die Währung, sprich die *Energie* – das sogenannte ATP (Adenosintriphosphat) – erzeugen, wenn sie die dazu erforderlichen Vitalstoffe und Vitamine haben.

Das passiert mit ganz profanen Vitaminen wie Vitamin D, Magnesium und Vitamin C. Sind wir jedoch damit wirklich gut versorgt? Nicht nur die benannten Vitamine, auch Omega-3-Fettsäuren sind äußerst wichtig, damit unser Gehirn wachsen kann (wie ich im einen der folgenden Kapitel weiter erläutern werde).

Natürlich sind damit Vitamine und Vitalstoffe nicht das Einzige, das dazu dient, um wieder völlig gesund zu werden. Das Wichtigste war die Akzeptanz. Ja, lieber Leser, Sie haben richtig gelesen. Es ist ausschlaggebend, den Mut zu haben, Dinge so zu akzeptieren, wie sie sind. Erst dann verlässt Sie der innere Widerstand, weil Sie die Situation akzeptieren. Widerstand vergeudet unnötig Kraft und Energie. Menschen, die ein Burnout erleiden, sind stets im Widerstand zu ihrer jetzigen Situation. Würden Sie sich Ihrer Situation einfach ergeben, dann würden sie sich selbst auch nicht in den Burnout treiben.

Ich lebte lange in dieser Opferhaltung, bevor ich das Wort **Akzeptanz** in mein Leben ließ. Mit der Frage »Warum ich? Warum gerade ich?« im Kopf drehte ich mich ständig im Kreis. Das ist auf jeden Fall bequem, dem stimme ich zu. Denn dann MUSS ich mich nicht mit mir selbst beschäftigen, sondern kann die Lösung im Außen suchen. Lange hinterfragte ich auch nicht, was dazu führte, dass ich eine Art ruhiges *Vorrentnerleben* führte, sprich dauerhaft Medikamente einnahm, keinen Sport mehr machte und einfach chronisch krank war. Da ich damals gezwungenermaßen ein Jahr gar nicht und dann nur stundenweise arbeiten konnte, besaß ich einen Schwerbehindertenausweis. Das mit 33 Jahren.

Ein echt seltsames Gefühl, das kann ich Ihnen sagen. Meine Genesungs-, ich würde eher sagen Heilungsreise, dauerte indessen fast sieben Jahre. Ja, die magischen sieben Jahre. Wenn etwas lange genug ins Unterbewusstsein einprogrammiert wird, bedarf es eben einiger Zeit, um die Festplatte wieder umzuschreiben. Eines kann ich jedoch sagen: Es klappt bei jedem Menschen, denn bei mir hat es ja auch funktioniert.

Auch das wichtige Wort **Bewusstsein** durfte in meinem Leben nun endlich Einzug halten, ich konnte endlich meiner Selbst bewusst sein. Mir war damals nicht klar, dass es so etwas gibt. War ich mir meiner Handlungen und Taten wirklich bewusst? Mit Sicherheit nicht.

Was sich ebenfalls als sehr wichtig erwies, war die Umgebung für das Heilungsgeschehen. Ich musste raus aus dem Alltag. Ich war jedes Jahr in der (meiner Meinung nach) besten Rehaklinik, die es gibt. Ich war bei der Mettnaukur in Radolfzell am Bodensee und wurde dort wirklich vorzüglich betreut. Hier ging es eben nicht nur um Bewegung und Ernährung, sondern auch darum, wie man mit seiner Krankheit umgeht. Ganz langsam wurde mein Selbstvertrauen wiederaufgebaut. Ehrlich gesagt kam ich mir schon echt komisch vor, als meine allererste Sportstunde im Kreis von 60- bis 80-jährigen Damen und Herren auf einem Hocker begann. Da kommt man schon ins Grübeln. Jedoch bauten die Sportlehrer und Therapeuten mein Selbstbewusstsein Schritt für Schritt wieder auf.

Als ich wieder fähig war, einige Stunden zu arbeiten, wollte ich mehr wissen.

Ich besuchte unzählige, ja nennen wir es ruhig gespenstische Seminare von selbsternannten Heilern bis hin zur Quantenheilung. Bei einigen Veranstaltungen bin ich hinein und relativ schnell wieder hinausgegangen, weil ich merkte, diese Person, die da vorn stand, war nicht authentisch. Schlussendlich war dann direkt zu erkennen, dass es ihr lediglich ums Geld ging. Auch hier musste ich meine Erfahrungen machen. Die Informationen, die ich erhielt, waren im wahrsten Sinne des Wortes Medizin – nur manchmal halt keine heilende Medizin. Die Macht und die Kraft von Worten, von Gesagtem habe ich damals unfassbar unterschätzt. Daher wiederhole ich immer wieder gern, dass man nicht immer alles glauben soll, was andere einem oder man sich selbst sagt. Denn es ist wie eine Programmierung deines Unterbewusstseins, dessen Kraft massiv unterschätzt wird. Egal ob Sie nun etwas denken oder sagen, die Auswirkungen sind identisch. Denken Sie an die Spiegelneuronen.

Jedoch durfte ich auch in vielen Seminaren wachsen und gleichzeitig erkennen, dass ich das, was er oder sie da vorne sagt, schon wusste, aber einfach nur vergessen hatte. Es war und ist heute noch immer wieder ein Erinnern an das, was wir von Geburt an eh schon wissen. Dieses Wissen wird uns als Kinder dennoch regelrecht abtrainiert, da es nicht immer in den gesellschaftlich anerkannten Rahmen passt.

Doch was ist aus der Schulmedizin geworden? Ist es nicht immer noch eine Krankheitsmedizin? Mir wurde damals suggeriert, ich habe eine chronische, virus-negative Herzmuskelentzündung. Diese war weder chronisch, noch virus-negativ. Sie war aber akut … und ich musste einige Zeit mit ihr leben. Jedoch war es ganz klar virusbedingt. Das alles passierte aufgrund eines Virus, den ich mir damals im Rahmen einer Magen-Darm-Grippe zugezogen hatte.

Das ist es, was heutzutage oft unterschätzt wird. Es wird oftmals einfach nicht hinterfragt, warum Patient X oder Patientin Y diese Erkrankung hat. Doch alles im Leben hat eine Ursache. Bei mir war es eben ein Virus. Wobei letztendlich, wenn mein Immunsystem gesund und fit gewesen wäre, diese Erkrankung sicherlich einen leichteren Verlauf genommen hätte. Das Virus hätte keine Chance gehabt bei einem intakten Immunsystem. Das ist auch der Grund, warum ich so für die **Prävention,** also für die **Vorbeugung,** plädiere. Denn wir haben alle die Möglichkeit, gesund zu sterben. Ja, ich weiß, das hört sich auf jeden Fall zunächst etwas provokativ an.

Ich kenne 90-jährige Zeitgenossen, die rechnen mir heute noch alles vor und finden jegliche Rechtschreibfehler. Gleichzeitig kenne ich auch 30-jährige Mitmenschen, die heute schon mehrere Tabletten einnehmen und so krank sind, wie manche es vielleicht nicht mal mit 150 Jahren sein würden. Da frage ich mich nur noch, wie sowas überhaupt sein kann. Warum ist es denn möglich, dass jemand mit 90 Jahren noch *fit in der Birne* ist, aber ein anderer mit 20 Jahren jedoch schon so *dicht im Schädel* ist, dass er nur noch per Smartphone und Google-Befehl kommunizieren kann? All dies hat doch eine Ursache. Die liegt ganz klar im Lebensstil und in der Selbstverantwortung.

Schauen Sie sich doch einmal im Vergleich zu heute Hausärzte vor 50 oder 60, vielleicht auch vor 70 Jahren an. Ich habe einen meiner alten Hausärzte noch gut in Erinnerung. Das war ein großer und schlanker Mann, der zehn Kinder hatte. Er nahm sich für seine Patienten dennoch Zeit. Er machte Hausbesuche, sprach mit den Menschen und vermittelte ihnen Empathie und Zuversicht. Sprache, die die Seele berührt, wo ist die geblieben? Gehen wir heute zu einem Arzt, dann muss er uns, weil ihm dies vom Gesetzgeber vorgegeben wird, in drei bis fünf Minuten abgehandelt haben. Ich kenne viele wundervolle, tolle Ärzte, denen das definitiv gegen den Strich geht. Sie wollen den Menschen viel lieber ordentlich helfen, ihnen gerne länger zuhören; das können sie aber aufgrund der Zeitvorgaben nicht. Das Zuhören, das Gefühl, da interessiert sich wirklich jemand für einen, ist doch letztendlich die Medizin, die die Menschen in die Heilung bringt und die wir uns alle wünschen.

Es ist doch das, was wir wirklich im tiefsten Innersten wollen: geliebt und in den Arm genommen werden. Wir sehnen uns doch nur danach, dass uns Respekt und Wertschätzung entgegengebracht wird, wenn wir es schon nicht selbst machen. Es erfreut jeden Menschen, von außen immer wieder daran erinnert zu werden, wie wertvoll er ist. Das sage ich auch Ihnen, lieber Leser. Stellen Sie sich jeden Morgen vor den Spiegel und sprechen zu sich: »Ich bin ein wertvoller Mensch«. Hand aufs Herz. Haben Sie das überhaupt schon einmal zu sich selbst gesagt? Jeden Abend sollten Sie sich dafür bedanken, dass Sie diesen Tag erleben durften. Das ist nämlich kein Selbstverständnis – sowie es nicht selbstverständlich ist, dass Sie diese Zeilen lesen dürfen oder dass ich heute in der Lage bin, dieses Buch zu schreiben.

Inzwischen habe ich erkannt, warum diese Reise, diese besondere Lebensreise, für mich vorgesehen ist. Ich darf Menschen Mut machen und sie als Therapeutin mit den neuen medizinischen Methoden unterstützen, sodass wir alle chronisch gesund werden und lange gesund bleiben. Natürlich zählt dazu auch, dass ich *meine* Blaubeere in die Welt bringen konnte und weiterhin kann.

Wir leben nicht mehr in einer Welt, die frei ist von Pestiziden und Umweltbelastungen. Der *Stress*, nicht nur der bei der Arbeit, sondern auch emotionaler, physischer und psychischer Stress, hat viele von uns voll im Griff.

Emotionaler Stress ist im Übrigen der größte Vitalstoffräuber, den Sie sich überhaupt vorstellen können. Vielleicht, lieber Leser, pflegen Sie gerade ein Elternteil, einer Ihrer geliebten Menschen ist vor Kurzem verstorben oder Ihr geliebtes Haustier ist nach 15 Jahren in den Hundehimmel gegangen. All diese Faktoren können beim Menschen, im wahrsten Sinne des Wortes, das Herz zerbrechen.

Das und viele weitere Dinge können uns wesentlich stärker aus dem Gleichgewicht bringen als ein Zwölfstundentag. Erledigen Sie jedoch eine Arbeit mit Freude, gibt Ihnen das eher noch zusätzlich Kraft und Energie und den so wichtigen Sinn des Lebens. Damit ich auch alle Menschen dabei unterstützen kann, dieses Ziel zu erreichen, habe ich mein Leben umstrukturiert.

Meinen beruflichen Schnitt habe ich mit 49 Jahren vollzogen. Nach zwei Jahrzehnten in der Industrie und nach unzähligen Ultraschallschulungen merkte ich, dass es für mich *einfach nicht mehr stimmt.* Wo war der Mensch geblieben? Es ging nur noch um Geld. Die neuesten und teuersten Entwicklungen wurden auf den Markt gebracht, um noch früher Krankheit X zu diagnostizieren. Wäre es nicht viel sinnvoller gewesen zu hinterfragen, WARUM und WIESO?

Das passte jedoch nicht ins Schema einer stetig wachsenden Gesellschaft, die nur noch in Margen und Prozenten dachte. DAS konnte es nicht mehr sein. Mir platzte schließlich der Kragen und ich kündigte meinen wohldotierten Beratervertrag in einer sehr großen Firma.

Und doch bin ich bis heute dankbar für diese unzähligen Erfahrungen, die ich in hunderten von Kliniken und tausenden von Ultraschalluntersuchungen machen durfte. Ich bekam zum einen Einblicke in Klinikwelten vom neurochirurgischen OP-Saal bis hin zur Frühchenstation. Zum anderen durfte ich in den verschiedensten Abteilungen, von der Allergologie bis zur Pädiatrie, hunderte von Patienten begleiten und unfassbar viel lernen und erfahren. Das alles ist mir heute in meiner Arbeit natürlich sehr hilfreich, da ich den jeweiligen medizinischen Hintergrund genau kenne. So konnte ich nach meinem Studium und später als Heilpraktikerin ganz anders mit den Menschen umgehen.

Sehr dankbar bin ich auch für meine Ausbildung als medizinisch-technische Radiologieassistentin an einem großen onkologischen Institut mit nachfolgender zweijähriger Erfahrung in der gesamten Radiologischen Diagnostik. Auch das Studium, welches ich danach als Diplom-Ingenieurin in der Fachrichtung Biomedizinische Technik abschloss, brachte mir weitreichende Erkenntnisse. Ein anschließender Forschungsaufenthalt in einer kanadischen Klinik, der fast ein Jahr dauerte, hinterließ bei mir einen schweren Eindruck. Ich staunte nämlich nicht schlecht, da dort, in Halifax, nicht jeder vor sich hin wurschtelte, sondern das gesamte Radiologieteam wirklich ein TEAM war. Ich erinnere mich noch genau an meinen ersten Tag, als ich Probanden für den MRT (Kernspintomografen) benötigte. Der erste Kandidat, der sich eintrug, war der Klinikchef – damals in Deutschland noch undenkbar.

Auch kritisiere ich, dass – egal ob beim Medizinstudium oder bei der Heilpraktikerausbildung – die Praxis immer noch viel zu kurz kommt. Vielleicht habe ich mit meinen mehr als 35 Jahren im Gesundheitswesen und drei Medizinberufen auch besondere Ansprüche. Aber sollte dies nicht selbstverständlich sein? Wir behandeln doch Menschen, die sich uns anvertrauen. Das ist eine große Aufgabe – zumindest in meinem Denken und Erleben.

Wenn ich aber zurückblicke, wem ich damals bei meiner Herzgeschichte gegenüber saß … da fehlen mir heute die Worte! Einige dieser Ärzte waren sich ihrer Worte und Taten definitiv nicht bewusst. Sie konnten es sich auch nicht bewusst sein, denn niemand hatte es ihnen beigebracht. Und genau hier liegt der Fehler im System.

Eine besonders tolle Erfahrung konnte ich mit dem Direktor der besagten Rehaklinik machen. Er grinste immer, wenn ich wieder ankam, und meinte: »Na, Frau Suffner, wie dosieren Sie denn heute Ihre Medikamente?« Ich war nämlich felsenfest davon überzeugt, dass ich Betablocker und Co. wieder loswerden würde. Anfangs meinte er zwar, dass dies nicht möglich sei, da kannte er mich jedoch schlecht. In homöopathischen Dosen habe ich, endlich auf mein Herz hörend, die Medikamente Schritt für Schritt absetzen können. Es hat zwar ein paar Jahre gedauert, jedoch war es erfolgreich. Toll fand ich, dass er mich respektiert hat. Vielleicht hat er mich innerlich oft belächelt, gleichwohl hat er mir die Selbstverantwortung überlassen. Sie sehen an meiner persönlichen Krankheits- bzw. Entwicklungsgeschichte, dass es funktioniert, wenn Sie beginnen auf Ihr Herz bzw. auf sich selbst hören und in Ihr Herz hineinzufühlen. Es hält nämlich tagtäglich viele Informationen für Sie bereit und führt Sie an einen Punkt in Ihrem Leben, an dem Sie genau das machen, wofür Sie bestimmt sind.

Neuriten (Nervenzellen), über die wir schon gemeinsam gesprochen haben, haben wir in unserem Herzen genauso wie in unserem Gehirn. Mittlerweile ist es wohl bekannt, dass Informationen zuerst mit dem Herzen aufgenommen und dann an das Gehirn weitergegeben werden. Das Herz filtert sozusagen vor und leitet die Informationen an das Gehirn weiter. Dann wird der Satz »Höre auf Dein Herz« auf einmal wieder viel bedeutungsvoller. Es gibt also eine **Intelligenz des Herzens**, die oft unterschätzt wird, weil es nichts ist, was wir greifen können. Ich hoffe, dass auch Sie es irgendwann schaffen, voll und ganz auf Ihr Herz zu hören.

Doch nun genug von mir und wie ich es schaffte, endlich wieder auf mein Herz zu hören. Ich bin ja da, um Ihnen zu zeigen, wie auch Sie es schaffen können.

Unser Herzmagnetfeld steht mit dem gesamten Erdmagnetfeld in Verbindung. Setzen wir den Fokus auf unser Herz als die Essenz des Lebens, wird schnell klar, dass diesem Muskel mehr Bedeutung zukommt, als dass nur das Blut durch unser gesamtes Zellsystem gepumpt wird. Das Energiefeld unseres Herzens ist der *kraftvollste Generator unseres Körpers* und interagiert mit dem Erdmagnetfeld. Dieses Feld hat die Form eines Donuts (Torusfeld genannt), der sich ca. zwei bis drei Meter um das physische Herz ausbreitet (die Messmethoden hier sind begrenzt; vermutet wird, dass es sich viel weiter ausbreitet). Man dachte immer, dass unser Gehirn den größten Senderadius besitzt – das ist jedoch ein Irrtum.

Unser Herz dient als eine Art Vermittler, der unsere Gefühle und Überzeugungen in elektrische und magnetische Schwingungen umwandelt. Das heißt also, dass wir *mit Gefühlen unsere Umwelt beeinflussen.* Jede Zelle erzeugt elektromagnetische Felder, die nie enden. Das Herz erzeugt elektrische Felder, die 100-mal stärker und magnetisch über 5.000-mal stärker als das Gehirn sind.[76] Ist das eventuell die Ursache, weshalb Heilung eher über die Gefühle als über den Verstand erfolgt?

Wenn wir jetzt unser Herz und Gehirn in Einklang mit dem Magnetfeld der Erde bringen, kann also die Heilung beginnen.

Mittels einer bestimmten Art der Meditation, der Herzkohärenz-Meditation *heart coherence meditation*, können wir unser Gehirn und Herz regelrecht synchronisieren sowie in Einklang mit dem Erdmagnetfeld (0,1 Hertz) bringen. Nur drei Minuten, die wir dieser (und auch anderen) Meditationen pro Tag widmen, wirken für mehrere Stunden nachhaltig positiv auf unser Immunsystem.[77]

Bewiesen ist mittlerweile, dass es verschiedene Verbindungen vom Herzen zum Gehirn gibt, wie beispielsweise über Neuronen, Hormone, Neurotransmitter sowie über Druck. Es scheint, als ob das Herz über den Herzschlag eine Art Information an das Gehirn abgeben kann.[78] Leider ist dieses Wissen noch nicht so in der Allgemeinbildung angekommen, jedoch hoffe ich sehr, dass all diese Techniken bald Einzug in Kliniken und bei Therapeuten finden.

Nicht nur meine eigene Herzreise, auch wissenschaftlich ist damit bewiesen, dass es nur hilfreich sein kann, auf das eigene Herz, das eigene Wunderorgan, zu hören. Wenn Ihr Herz also schmerzt (mir sagte man damals, dass das Unsinn sei und ein Herz nicht schmerzen könne), dann hören Sie bitte auf SICH SELBST und nicht auf eine andere Person von außen, die Ihnen sagt, dass es das nicht gibt. JEDER ist einmalig und damit auch in der Schmerzverarbeitung einzigartig. Ich kann nur sagen, dass mein Herz in der akuten Phase der Myokarditis echt weh getan hat. Anfangs dachte ich, das ist Einbildung, da die Schulmedizin mir klarmachen wollte, dass es so etwas nicht gibt. Heute weiß ich, dass es sehr wohl existiert.

So kann ich heute von mir sagen, dass mich meine Arbeit inzwischen sehr mit Freude erfüllt – egal ob es sich dabei um meine Beratungen, Fernbehandlungen, die Informationsmedizin oder natürlich meine geliebte Blaubeere handelt. Der Sinn des Lebens ist definitiv bei mir angekommen. Ich darf die Blaubeere mit *Information als Medizin* in die Menschheit bringen und sie damit unterstützen.

All das erfüllt mich mit Freude und somit nicht mit Stress. Wenn es zum Stress ausartet, dann sollte ich definitiv die Reißleine ziehen. Denn dann möchte mir mein Körper etwas sagen. Wichtig, ja sogar lebenswichtig, ist es, dass Sie bitte auch das Wort *Nein* in Ihren Wortschatz miteinbeziehen. Das war mir lange unbekannt. Ich habe halt funktioniert und wollte es jedem recht machen, eben *Everybody's darling* sein. Warum? Vielleicht aus Angst, dann nicht geliebt zu werden? Tief im Inneren wusste ich, dass das stimmt. Vielleicht habe ich befürchtet, dass dann sogenannte Freunde keine Freunde mehr wären. Bewusst war mir das lange nicht.

Heute sehe ich das definitiv anders. Das Wort *Nein* hat Einzug in meinen Wortschatz gehalten und das sollte es auch bei Ihnen. Wahre Freundschaft hält das aus.

Es ist immer noch eine lange Reise, die bis an mein Lebensende anhalten wird. Ich hoffe es zumindest, denn solange wir neugierig sind, können wir wachsen.

Solange wir die Neugierde und die Freude am Spiel des Lebens nicht verlieren, behalten wir auch die Freude am Leben. So ist jedenfalls meine Erfahrung.

Eines ist mir jedoch noch wichtig zu betonen. Sollten Sie oder einer Ihrer Lieben Herzprobleme jeglicher Art haben, so hinterfragen Sie Ihre aktuelle Situation in Bezug auf Privat- und Berufsleben. Haben Sie einen JOB oder einen BERUF? Ein BERUF, der Ihre BERUFUNG ist, wird Sie auch nach 12 Stunden nicht gestresst, sondern dankbar nach Hause fahren lassen. Sind Sie privat glücklich? Viele Menschen machen das Äußere von ihrem wahren Glück abhängig. Ihr Herz merkt das jedoch. Ihr

Glück können Sie nur in sich selbst finden. Wenn Sie der Meinung sind, dass Sie nur mit Partner X oder Y glücklich sein können, so fragen Sie sich einmal: »Bin ich eigentlich mit mir selbst glücklich? Liebe ich mich überhaupt? Wie sieht es mit meinem Selbstwert aus? Gibt es den überhaupt?«

Was noch ganz entscheidend beim Thema *Selbstwert* ist: Sollte es Personen in Ihrem Umfeld geben, die Sie gerne *runtermachen*, senden Sie diesen Mitmenschen Ihr Mitgefühl. Denn es zeugt leider nicht von Stärke, andere Menschen zu erniedrigen, sondern zeigt oft den Versuch, deren mangelndes Selbstvertrauen zu kaschieren. Das nur so am Rande. Somit lassen Sie diese Information erst gar nicht bis auf Ihre Zellebene hineinwachsen, sondern geben diese in Liebe gleich wieder ab. Ihre Zellen werden Ihnen auch hierfür dankbar sein.

Wie Sie sehen, komme ich aus der rationalen Welt der Schulmedizin und bin sehr dankbar für meine mehr als drei Jahrzehnte währende Erfahrung. Nur so durfte ich erkennen, dass es mehr bedarf als Medikamente und Operationen, um Heilung und Gesundheit zu erfahren. Wenn ich heute zurückblicke, war diese massive Erfahrung das Wertvollste, was mir in meinem Leben passieren konnte. Und wenn ich es geschafft habe, schaffen Sie es auch. Lassen Sie uns also alle *Gesundheitswelten* miteinander verbinden, die der Schulmedizin mit der komplementären und Informationsmedizin. Dann ist Heilung für alle möglich, die es sich wünschen.

Das Wichtigste zum Schluss: Alles ist möglich, egal in welcher Situation Sie sich gerade befinden. Von dem, was man mir sagte, hat sich schlussendlich nichts bewahrheitet. Ich habe mich getraut, über den Tellerrand hinauszuschauen und ungewöhnliche Dinge auszuprobieren, bei denen selbst mein Kopf manchmal sagte: »Jetzt spinnt sie komplett!« So kam ich dann zur Informationsmedizin.

Wenn ich heute zurückblicke, war diese massive Erfahrung das Wertvollste, was mir in meinem Leben passieren konnte. Und wenn ich es geschafft habe, schaffen Sie es auch!

Mein wertvoller TIPP für Sie:

Hören Sie wieder auf Ihr Herz. Es redet ständig mit Ihnen. Fangen Sie an, es wieder bewusst wahrzunehmen. Nutzen Sie die Praxis der Herzkohärenz-Meditation oder setzen Sie sich an einen ruhigen Ort Ihrer Wahl, schließen Sie die Augen und legen Sie die Hände auf Ihr Herz. Atmen Sie in Ihr Herz und nehmen Sie es wahr. Versuchen Sie es wieder zu spüren und mit ihm zu sprechen. Es funktioniert. Seien Sie nicht überrascht, wenn auf einmal Tränen fließen. Denn Ihr Herz wird einfach nur vor Freude hüpfen, dass Sie es endlich wieder wahrnehmen.

Da wir über die Nahrung nicht alle Vitalstoffe zu uns nehmen können, empfehle ich die zweitbeste Variante, sprich ethisch wertvolle Nahrungsergänzungsmittel zu sich zu nehmen (Vitamin D, Magnesium, B-Vitamine für unsere Stressresilienz und Nervenkostüm, Q10, Adaptogene wie die Essenz der wilden Blaubeere von *blueantox*, Hafer und Ginseng), um in diesen stürmischen Zeiten im Gleichgewicht zu bleiben.

Eines ist jedoch gewiss: Jeder ist ein Individuum und einzigartig. Daher plädiere ich für ein Beratungsgespräch beim Therapeuten Ihres Vertrauens, um den individuellen Bedarf auszuloten. Dieser Einsatz lohnt sich, denn manchmal ist weniger mehr.

Kapitel 13
Meine Reise in die Informationsmedizin

Wir haben in den letzten Kapiteln schon viel über die *Information als Medizin* gehört, die Wirkung unserer Sinne auf unsere Zellen sowie die Macht der Worte und der Sprache.

Doch was wäre, wenn wir mittels der **Informationsmedizin** diagnostizieren und therapieren können? Und das noch aus der Ferne. Eines vorab: Ja, auch das ist möglich.

Jetzt werden einige von Ihnen, liebe Leser, fragen, wie das funktionieren soll und wie ich denn aus der Ferne therapieren möchte. Ich gebe zu, anfangs klingt das etwas unwahrscheinlich, da wir so nicht groß geworden sind.

Doch was verbirgt sich hinter der Informationsmedizin überhaupt?

Die Informationsmedizin ist die Basis unseres Lebens. Sie beruht darauf, dass, wenn wir auf die Welt kommen, jede einzelne unserer 80 Billionen Zellen eine spezielle Urinformation besitzt. Alles, was wir im Laufe unseres Lebens sagen, hören, riechen oder schmecken, beinhaltet ebenfalls eine Information. Diese kann dann unseren Körper positiv oder negativ beeinflussen.

Mittels der Informationsmedizin können wir erkennen, inwieweit von außen die Information negativ auf einen Körper eingewirkt hat, und haben die Möglichkeit, mit Hilfe verschiedener Methoden, dieses Phänomen auszugleichen. Dann kann der Körper wieder in die Heilung gelangen.

Zunächst eine generelle Erklärung meines Systems, welches ich nutze. Bei diesem System handelt es sich um ein computergestütztes, ganzheitliches Diagnose- und Therapieverfahren, mit dem ich den körperlichen und energetischen Zustand eines Menschen erfassen kann. Dadurch können frühzeitig Regulationsstörungen erkannt und individuelle Therapien eingeleitet werden. (Achtung: Dieses System ist nicht wissenschaftlich anerkannt und wird von der Schulmedizin nicht akzeptiert!)

Die Diagnostik und Therapie sind zum Beispiel mittels einer Haar- oder Blutprobe möglich. Diese wird in eine Wabe eingelegt, die von einem Kopfhörer umschlossen wird. Bei einer Vor-Ort-Behandlung setzt der Patient den Kopfhörer direkt auf.

Über diesen Kopfhörer, der einen Sender und Empfänger enthält, wird das komplette Organsystem bis auf Chromosomenebene abgescannt.

Auf einem Bildschirm sehen Sie dann die Darstellung der einzelnen Organsysteme mit entsprechend farbigen Markierungen. Diese Markierungen geben Hinweise auf eventuelle Regulationsstörungen. In einer nachfolgenden detaillierten Analyse können diverse Störungen und Abweichungen von der Norm erkannt werden.

Ich habe dann die Möglichkeit, direkt eine Therapie einzuleiten, um die Organe und Zellen wieder in die Regulation zu führen.

Auch Aussagen über eventuelle Vitalstoffmängel sind möglich. Außerdem kann die Verträglichkeit von Nosoden (homöopathische Heilmittel, die aus Ausscheidungen, Erregern oder Organen gewonnen werden), Nahrungsergänzungen, Nahrungsmitteln und die Belastung mit Toxinen überprüft werden. Der Vorteil dieser Methode: Sie ist schmerzfrei, präventiv und ganzheitlich.

Eines ist mir noch wichtig hinzuzufügen: Alles steht und fällt mit der Erfahrung des Therapeuten. Denn sein Bewusstsein kann die Diagnostik und Therapie beeinflussen. Das ist mittlerweile in vielen Beobachtungen dargelegt worden.[79, 80] Meine über 30-jährige Erfahrung, die dankenswerterweise in der Schulmedizin begann, kommt mir hier sehr zugute. Ich plädiere daher sehr dafür, die Ausbildung mit solchen Systemen intensiver zu gestalten und mehr Überprüfungen durchzuführen. Nur so kann das Kompetenzlevel auf diesem Gebiet verbessert werden.

Vor ungefähr 18 Jahren kam ich das erste Mal in Kontakt mit der Informationsmedizin als Diagnose- und Therapiesystem. Ich war damals bei einem schulmedizinisch ausgebildeten Arzt, der es schon seit Jahren anwendete und mir empfahl, es einfach mal auszuprobieren. Ich war schon ziemlich skeptisch, dass ich mich vor einen PC setzen, einen Kopfhörer aufziehen und diesem komischen Teil noch vertrauen sollte, meine

Zellinformation auszulesen. Damit sollte auch noch therapiert werden? Nein, das konnte irgendwie nicht funktionieren. Trotzdem ließ ich mich darauf ein.

Und es geschah wirklich etwas! Zumindest schien ich etwas zu spüren. Zunächst wurde über das Kopfhörersystem mein komplettes Zellsystem abgetastet. Dazu dürfen Sie wissen, lieber Leser, dass jede Zelle in Ihrem Körper ihre spezifische Frequenz, sprich Schwingung besitzt. Sie können diese Frequenzen auslesen – wie oben bereits beschrieben wurde. Da jede Frequenz Träger einer Information ist, haben Sie die Möglichkeit, diese Information auszulesen. Jedes Virus, jedes Bakterium trägt ebenfalls eine spezielle Information, die mit unterschiedlichen technischen Methoden sichtbar gemacht werden kann. Sollte jetzt jemand von meinen Lesern in der Elektrotechnik sehr bewandert sein, wird das für ihn nichts Besonderes sein.

Ich saß also vor dem Bildschirm und konnte verfolgen, wie Schritt für Schritt all meine Organe im wahrsten Sinne abgetastet wurden.

Jetzt kommt aber das Verrückte: Wir analysierten gemeinsam die Bilder und ich durfte, nein, ich musste erkennen, dass die *Kiste* in vielen Punkten *recht* hatte. Jetzt wollte ich mehr darüber erfahren. Ich wurde *therapiert*, d. h. die Schwachstellen meines Körpers wurden wieder in die Ordnung gebracht, so als ob verschobene Stühle wieder an ihren Ursprungsort zurückgeführt werden. Ein toller Vergleich, wie ich finde.

Als Therapie für zu Hause erhielt ich noch eine CD mit den entsprechenden Heilfrequenzen, die ich mir täglich anhören sollte. Na ja, auch hier war die Jutta skeptisch, führte jedoch durch, was ihr aufgetragen wurde.

Alles in allem hinterließ meine erste Begegnung mit diesem Kopfhörersystem gleichwohl einen sehr positiven Eindruck bei mir. Beim Verlassen der Praxis war ich zwar immer noch geschockt und konnte nicht verstehen, wie so etwas funktionieren kann, jedoch ging es mir in den Tagen danach wirklich besser. Also musste ja irgendetwas dran sein.

Aber warum ist die Informationsmedizin nicht so bekannt?

Die Wissenschaft erkennt immer nur das an, was messbar ist. Allerdings gibt es Dinge zwischen Himmel und Erde, die wir einfach nicht messen können. Nehmen Sie beispielsweise Ihren Fernseher. Wenn sich jemand eine Sendung anschaut, in der über einen Vulkanausbruch berichtet wird, nimmt diese Person die Information wahr, kann sie jedoch nicht messen. Sie kann aber jeden Lichtpunkt des Fernsehers messen. Die Informationen, die sie dann wahrnimmt, machen trotzdem etwas mit ihr. In dem Fall kann es sein, dass unbewusst Angst und Sorge hochkommt. Letzten Endes ist sie jedoch beruhigt, dass das Geschehene nicht in ihrem Land stattfindet. Also haben diese Informationen etwas mit der Person gemacht. Wie Sie wissen, wirken sich dann Angst und Sorgen nicht gerade positiv auf das Immunsystem aus.

Ist es nicht an der Zeit, endlich anzuerkennen, dass wir als Menschen nicht alles erklären können? Wenn uns etwas in die Heilung bringt, ist es doch letztendlich egal, wie es geschieht, oder? Mir ging es damals so, also habe ich alles ausprobiert. Wenn es Ihnen mal richtig *bescheiden* geht, dann versuchen Sie ebenfalls alles. Da zählt nur die Aussicht auf Heilung.

Nehmen Sie beispielsweise ein kleines Kind, welches hingefallen ist. Es läuft weinend zu seiner Mutter, die es auf den Schoß nimmt. Die Mama legt die Hände auf die Knie und sagt: »Dein Knie wird jetzt schon bald wieder heilen.« Die Kleine strahlt die Mutter an, hört auf zu weinen und sagt: »Mama, es tut auch nicht mehr weh.« Ist das nicht vielleicht ebenfalls schon eine Informationsmedizin?

Ich bin mittlerweile der Meinung, nein, ich weiß, dass jeder von uns die Fähigkeit hat zu heilen. Es ist eine natürliche Gabe, mit der jeder von uns auf die Welt gekommen ist. Nur wird es nicht ausreichend kommuniziert. Denn das Gesundheitssystem kann dann kein Geld damit verdienen, wenn Sie sich in gewissen Situationen auch selbst helfen können.

Wenn Sie gesund bleiben, kann das Krankheitssystem nicht mehr existieren. Aber ist es wirklich das, wozu wir hier auf der Erde sind? Ich möchte Sie, lieber Leser, wirklich bitten, darüber einmal nachzudenken.

Uns wird nicht bewusst gemacht, dass alles mit allem verbunden ist. Jeder von Ihnen ist ein Teil des großen Rades. Wenn nur einer von Ihnen fehlt, wäre die Welt nicht so, wie sie jetzt ist.

Je tiefer Sie in die Quantenphysik eintauchen, desto mehr spüren Sie, dass das die Lebensgrundlage von allem ist. Und dabei möchte ich hiermit nur einen winzigen Anstoß dazu geben.

Mein wertvoller TIPP für Sie:

Im Austausch mit anderen Personen fällt immer wieder die Behauptung, dass Wissenschaft der neueste Stand menschlicher Irrtümer und Fehleinschätzungen sei. Zuerst kam mir diese Feststellung komisch vor, jedoch steckt mehr dahinter als zunächst gedacht. Nur weil wir etwas nicht messen oder beweisen können, heißt es nicht, dass es das nicht gibt. Wann haben Sie das letzte Mal jemanden angerufen und dieser jemand sagte: »Mensch, ich habe gerade an dich gedacht und wollte dich auch anrufen.« Worunter speichern Sie diese Information ab?

Wie sieht es in puncto Heilung aus? Wenn Sie sich eine Verletzung zuziehen, werden Sie wieder wie das Kind und seine Mutter sein. Lassen Sie die Heilenergie aus Ihren Händen strömen. Sie wartet nur darauf, wieder genutzt zu werden. Sie müssen einfach nur daran glauben.

Kapitel 14
Es gibt mehr zwischen Himmel und Erde, aber was habe ich jetzt davon?

Es kann Ihr Leben wesentlich erleichtern, wenn Sie anerkennen, dass es mehr zwischen Himmel und Erde gibt. Ich habe es inzwischen aufgegeben, alles erklären zu wollen. So kann ich auch manche Heilungen nicht erklären. Sie finden einfach statt. Meiner Ansicht nach finden sie dann statt, wenn wir unseren Zustand akzeptieren und gleichzeitig für Dinge offen sind, die wir nicht erklären wollen und vielleicht auch nicht sollten. Damit signalisieren wir unseren Millionen von Körperzellen, dass wir bereit sind, eine neue Reise zu starten.

Krankheit ist für mich letztendlich eine Erfahrung. Was Sie daraus machen, obliegt Ihnen. Das hört sich jetzt auf jeden Fall sehr provokativ an. Auch wenn ich lange für diese Erkenntnis gebraucht habe, kann ich zurückblickend sagen, dass sie einer der besten Erkenntnisse meines Lebens war. Ansonsten würde ich dieses Buch hier definitiv nicht schreiben und mein Wissen nicht an die Menschen weitergeben wollen.

Laufen Sie einfach mal wieder wie ein Kind durch Ihr Leben. Versuchen Sie nicht immer alles erklären zu wollen. Das raubt nur Kraft und Energie, die Sie besser in freudvolle Dinge investieren. Geben Sie Ihre Visionen und Träume an das Universum ab. Dann hat das Universum auch die Möglichkeit, Ihnen darauf zu antworten. Denn eines weiß ich bestimmt. Es ist bereits alles vorhanden. Stellen Sie sich das Universum wie einen großen Supermarkt vor. Warum denn nicht? Sie haben doch so etwas mit Sicherheit schon einmal erlebt. Denken Sie nur an das Beispiel, bei dem Sie eine Person in dem Moment anruft, in dem Sie an sie denken. Sie geben diese Information ins Universum ab und der Empfänger wird erreicht.

Sie entscheiden, wie Sie leben wollen: gesund oder krank. Es gibt auf jeden Fall genetische Dispositionen. Keine Frage. Jedoch betrifft das weniger als 1 % aller Gene.[54]

Sie jedoch entscheiden, welche Gene abgelesen werden, und zwar durch Ihren individuellen Lebensstil. Vergleichen Sie das mit einem großen Bücherregal. Auch hier entscheiden Sie eigenständig, welches Buch Sie lesen, egal ob es ein Comic, ein Krimi oder einfach ein Schmöker über Harry Potter ist. Genau so verhält es sich mit Ihrem Leben. Spielen Sie das Spiel des Lebens doch einfach mal mit und Sie werden Veränderungen merken!

Sehen Sie das Leben aus den Augen eines Kindes. Kinder denken nicht, Sie machen einfach. Wir *zerdenken* oft alles, bevor wir etwas angehen. Zu dieser Truppe zähle ich mich auch. Kinder gehen mit Leichtigkeit durchs Leben. In dem einen Moment weinen sie, im nächsten Moment wird gelacht. Sie leben im Hier und Jetzt. Das ist eine ganz zentrale Botschaft, die ich Ihnen gerne mitgeben möchte. Versuchen Sie möglichst viel im *Hier und Jetzt* zu leben, weder in der Vergangenheit noch in der Zukunft. Die Vergangenheit heißt so, weil sie vergangen ist. Wenn Sie dauernd daran denken, was wem in Zukunft passieren kann, verpassen Sie Ihr Leben. Am Ende des Tages möchten Sie doch mit Sicherheit sagen können: **»Ja, ich habe wirklich gelebt.«**

Mein wertvoller TIPP für Sie:

Sprechen Sie mit Ihrem Körper, mit all Ihren Zellen. Sie wissen tief in Ihrem Inneren, dass Sie gehört werden. Ihre Zellen warten nur darauf, endlich Ihre Liebe und Zuneigung spüren zu dürfen. Ich kenne Menschen, die mit ihren Krebszellen gesprochen haben und so in die Heilung gelangt sind. Sicherlich gehören viele kleine Puzzleteile zur völligen Genesung dazu: Ihre Gedanken, Ihre Mentalität sowie eine gesunde und für Sie angepasste Ernährung mit gutem Wasser. Natürlich ist auch das Öl für Ihre *Lebenslampe* in Form von Vitalstoffen und Vitaminen und nicht zuletzt auch frische Luft von großer Bedeutung. Sonne und Sauerstoff bewirken Wunder und lassen Ihre Zellen wieder tief atmen. Apropos Atmen: Auch hier sollten Sie bitte Ihren Fokus auf eine bewusste und tiefe Atmung legen. Denn ohne Luft gibt es kein Leben. Ihr vegetatives Nervensystem wird es Ihnen danken, denn durch eine bewusste Atmung werden Sie ruhiger und gelassener.

Warum probieren Sie, lieber Leser, das nicht einfach aus? Verwandeln Sie sich wieder in ein Kind, welches einfach macht ohne zu hinterfragen, und zerdenken Sie nicht alles.

Kapitel 15
Nimm dein Leben selbst in die Hand!

»Nimm dein Leben in die Hand.« Dieser Satz enthält ebenso das magische Wort der Selbstverantwortung. Sie können es wahrscheinlich schon nicht mehr hören. Ich werde es jedoch so lange wiederholen, bis es Ihnen zu den Ohren herauskommt.

Denn rückblickend auf die letzten Jahrzehnte ist mir eines bewusst geworden: Ich bin der Kapitän meines Lebens und kein anderer. Menschen können mich begleiten, sie können mich führen, mir Tipps und Ideen geben. Sie können mich in guten und in schlechten Zeiten unterstützen. Letztendlich aber habe ich jedoch das Steuer selbst in meiner Hand.

Als ich letztens vor einer Autowaschanlage stand (und da stehe ich echt selten), sah ich vor mir und hinter mir eine rasant wachsende PKW-Schlange. Ich fragte mich teilweise, warum diese Menschen mit dem Auto in die Waschanlage fahren? Die Autos waren nämlich sauber. Ein ganz penibler Herr vor mir fuhr, nachdem sein PKW blitzblank aus der Waschanlage kam, noch zum Autostaubsaugersystem und fing an sein Auto mit allerlei möglichen Mittelchen, Pölsterchen und Tüchern von innen zu saugen, zu waschen und zu wienern.

Seine Erscheinung entsprach aber nicht unbedingt dem seines gepflegten PKWs. Ich entschuldige mich für die Direktheit. Doch das ist auch das eigentliche Paradoxon am Ganzen. Viele unter uns wechseln bei ihrem Auto die Sommer- und Winterreifen, um sicher über die Autobahnen zu gelangen. Leuchtet die Öllampe auf, werden sie ganz panisch und fahren in die Werkstatt. Geld spielt dabei keine Rolle. Hauptsache das Statussymbol glänzt und hat keine Dellen und Macken. Und wehe, jemand schrammt ihr Heiligtum! Dann regen sie sich mindestens eine Woche lang auf. Ich kenne solche Herrschaften. Sorry, Sie, lieber Leser, gehören sicherlich nicht dazu.

Doch wie sieht es denn wirklich mit Ihnen selbst aus? Wann haben Sie im übertragenen Sinne das letzte Mal die Sommer- oder Winterreifen bei sich selbst gewechselt oder haben sich einmal durchchecken lassen? Wann haben Sie sich das letzte Mal gut mit Vitaminen versorgt oder einmal hinterfragt, ob Sie vielleicht doch mehr Unterstützung für Ihren Körper benötigen? Mit unserem PKW fahren wir alle zwei oder drei Jahre zum TÜV. Wann waren Sie das letzte Mal beim TÜV?

Ich gebe zu, bis zu meiner massiven Erkrankung, der Herzmuskelentzündung, habe ich das ebenfalls nicht gemacht. Das Leben musste mich erst dazu zwingen, mich regelrecht besiegen. Heute sehe ich es als ein Segen!

Lassen Sie es bitte nicht soweit kommen. Lassen Sie das Wort **Prävention** Einzug in Ihr Leben halten. Versorgen Sie sich mit guter Nahrung, sprich mit guten, wertvollen Lebensmitteln. Natürlich kosten auch Nahrungsergänzungsmittel und Vitamine Geld. Doch worum geht es Ihnen: um den Preis oder um den Wert? »Geiz ist geil«, der neue Slogan der letzten Jahre. Ein grauseliger Slogan, wie ich finde. Aber ich bitte Sie trotzdem nochmal innigst, dieses Motto nicht in Sachen Gesundheit zu manifestieren.

Viele Menschen argumentieren, dass ja nicht alles »meine Kasse bezahlt«. Wer bezahlt denn den TÜV, die neuesten coolsten Winterreifen und die Lackreparatur von Ihrem PKW? Sollte es hier eine Autokasse geben, melden Sie sich gerne. Darüber würde ich tatsächlich gerne mehr erfahren wollen …

Denken Sie bitte einmal darüber nach und fragen Sie sich, was Sie sich wert sind. Jeder von uns sollte sich diese Frage stellen.

Ich schreibe diese Zeilen in besonderen Zeiten, das Coronavirus steht heute nicht mehr nur in den Schlagzeilen. Wir werden auch im Alltag mit Angst und Krankheit, mit weinenden Kindern, mit älteren Menschen, die isoliert sind, konfrontiert.

Doch was ist in diesen starken Zeiten (so nenne ich sie immer wieder) passiert, dass wir die Akzeptanz und den Respekt gegenüber anderen verloren haben?

In meiner Kindheit musste ich aufstehen, wenn eine ältere Dame oder ein älterer Herr den Bus betrat. Ich habe, wie selbstverständlich, die Tür aufgehalten und mache das noch heute, wenn ich eine Mama mit Kinderwagen oder eine ältere Person sehe. (Hier ein Dankeschön an meine Eltern, dass sie mich so erzogen haben.) All das ist doch eine Wertschätzung diesen Menschen gegenüber und dabei erntet man noch immer ein Lächeln. Obwohl … manchmal ernte ich heute auch erstaunte Blicke, wenn ich jemanden auf der Straße grüße. Teilweise werde ich sogar ziemlich entsetzt angeschaut, insbesondere von Menschen, die gerade mal wieder in ihrer virtuellen Welt unterwegs sind. Sie nehmen meine liebevollen Informationen überhaupt nicht wahr, sind dem *digitalen Wahn* regelrecht verfallen.

Gerade hierzu fällt mir gerade eine Begebenheit ein, die ich in einer Buchhandlung beobachten durfte. Ein ca. dreijähriges Kind stand mit der Mama vor einem Ständer mit Kalendern. Dieses kleine Kind berührte mit seinem Finger das Kalenderblatt, wischte von links nach rechts und wunderte sich, dass nichts passierte. Meinen Blick können Sie sich vorstellen. Ich war entsetzt und stand mit offenem Mund daneben. Die Mutter grinste nur. Traurig. Mehr fällt mir dazu nicht ein.

Aber ich bitte Sie von Herzen: Respektieren und akzeptieren Sie andere Menschen, so wie sie sind. Sie können nicht alle ändern und das müssen Sie auch nicht. Holen Sie die Menschen dort ab, wo sie gerade sind. Ich bin mir sehr bewusst, dass das nicht einfach ist. Auch ich darf das jeden Tag aufs Neue lernen. Doch dann wird das Leben zum einen für Sie leichter und zum anderen vermitteln Sie gleichzeitig Ihrem Gegenüber positive Informationen, die er dann in seinen Zellen aufnehmen kann.

Mein wertvoller TIPP für Sie:

Werden Sie sich Ihres Wertes bewusst. Sie, ja genau SIE, sind nämlich einzigartig. Oder haben Sie schon einmal eine Kopie von sich kennen gelernt?

Wenn Sie das nächste Mal in einer Autowaschanlage stehen, schauen Sie sich gerne einmal um. Vergleichen Sie das Auto mit dem Besitzer. Sie werden erstaunt sein, welche Diskrepanzen Sie hier entdecken können. Gönnen Sie sich vor der nächsten Superpoliturglanzlackpflege (dieses Wort lasse ich mir patentieren) lieber einen Wellnesstag für Ihren Körper. Es wird Ihren Körper bereichern. Mit Sicherheit. Denn Ihr Körper fühlt Ihr Verhalten und Handeln.

Kleine Pausen im Alltag lassen Ihren Körper jubeln. Stellen Sie sich dreimal am Tag den Wecker und atmen dann bewusst zwei Minuten tief und lange ein und aus (die Ausatmung bitte länger als die Einatmung). Dabei legen Sie Ihre Hand aufs Herz. Sie werden überrascht sein, wie lange Ihnen anfangs zwei Minuten vorkommen werden. Außerdem werden Sie sich bestimmt wundern, wie gut es Ihnen danach geht.

Kapitel 16
Ihre Schritte in die chronische Gesundheit!

Mein Wunsch für Sie, lieber Leser, ist, dass Sie gesund sterben (bitte aber erst ab 90). Ich wünsche Ihnen die Erkenntnis, dass Sie mit **Information als Medizin** Ihre Reise in die chronische Gesundheit beginnen und erhalten können. Ich wünsche Ihnen die Offenbarung, dass Ihr Körper Ihr wertvollstes Geschenk ist. Nur mit ihm sind all diese wertvollen Erfahrungen auf Mutter Erde überhaupt möglich.

Ihr Körper ist also das wertvollste Vehikel, mit dem Sie durch Ihr Leben fahren. Nur mit einem intakten Auto ist es möglich, unbeschadet von Hamburg nach München zu gelangen. Genauso können auch Sie nur mit einem intakten Körper, mit all Ihren gesunden Körperzellen, Ihre Lebensreise gestalten.

Mein Wunsch an Sie ist, dass Sie erkennen, dass alles im Leben einen Sinn hat. Es hat lange gedauert, bis ich den Satz meines Opas »Kind, du verstehst das Leben nur rückwärts« (ich habe es schon im Vorwort des Buches erwähnt) richtig verstanden habe.

Mein Wunsch für Sie, lieber Leser, ist, dass Sie Ihrer Berufung nachgehen und nicht arbeiten, denn arbeiten hat etwas mit Sklaverei gemein. Machen Sie das, was Sie lieben, dann ist es auch keine Arbeit mehr. Denn wenn Sie das machen, was Sie lieben, freut sich auch Ihr Immunsystem. Die Information *Freude, Lebenslust und Glück* aktiviert in Ihrem Gehirn einen Freudenhormoncocktail. Ihr Immunsystem freut sich und Ihre Abwehrkräfte steigen. In dem Feld der PNI, der Psychoneuroimmunologie, werden genau diese Faktoren wissenschaftlich untersucht. Freude stimuliert Ihr Immunsystem positiv, Ärger und Stress lässt es in den Keller rauschen. Dann haben Viren leichte Chance. Drehen Sie den Spieß um und gehen Sie mit Freude und einem Lachen durch den Tag. Damit signalisieren Sie Ihrem Immunsystem, dass alles bester Ordnung ist. Die Abwehrpolizei ist hundertprozentig bereit, sobald ein Virus oder Bakterium auch nur in Ihre Nähe gelangt. Glückshormone werden aktiviert, Angreifer haben keine Chance. Sie kennen doch bestimmt im Umfeld

Menschen, die mehr als 40 Stunden in der Woche arbeiten und scheinbar nie krank und müde sind. Warum wohl? Weil sie lieben, was sie machen, und machen, was sie lieben. Eigentlich ganz einfach.

Ich wünsche Ihnen auch, dass Sie Ihre Familie regelrecht mit der Lebensfreude anstecken und so gemeinsam durchs Leben reisen.

Ich wünsche Ihnen die Erkenntnis, dass Sie sich im Fluss des Lebens befinden und nicht am Rand stehen. Versuchen Sie, diesen Fluss nicht irgendwo anzuhalten, sondern lassen Sie sich treiben. Ein Fluss fließt immer, Stillstand ist kontraproduktiv und lässt Sie regelrecht auf der Stelle treten. Sie können Ihr Leben nur gestalten, indem Sie mit dem Fluss schwimmen.

Akzeptieren Sie Ihre aktuelle Situation. Akzeptanz ist der erste Weg in ein höheres Bewusstsein und lässt selbst auferlegten Druck verschwinden.

Werden Sie neugierig Dingen gegenüber, die Sie nicht erklären können. Wir müssen aber auch nicht immer alles erklären. Warum auch?

Wenn Sie einen lieben Menschen verloren haben, sprechen Sie doch einfach mal mit ihm. Ich spreche ganz oft mit meinem Vater, mit meiner geliebten Tante, mit meinem Opa und auch mit Tilly. Ich sage immer, wenn sie da oben schon sitzen, dann können sie auch was für ihre Lieblingstochter oder Lieblingsnichte verüben. Glauben Sie mir, Sie werden gehört. Während ich diese Zeilen schreibe, steigen mir die Tränen in die Augen. Denn ich spüre, dass meine Lieben es wahrnehmen und, wo immer sie auch sind, sich freuen, dass ich mal wieder um Rat bitte.

Bei Rastlosigkeit und Unruhe blicken Sie doch einfach mal ins Universum und bitten Sie um Antworten. Was spricht dagegen? Nur weil es nicht *in* ist? Es ist doch egal, denn keiner hört zu. Sie werden Antworten bekommen: sei es in Form eines Liedes oder in Form eines Anrufes von einem guten Freund oder einer guten Freundin. Sie erhalten mit Sicherheit Zeichen, wenn Sie offen dafür sind.

Ich glaube, die da oben sprechen die ganze Zeit mit uns. Wir haben nur zu oft unsere Sinne verschlossen. Auch ich konnte das lernen. Anfangs habe ich Menschen belächelt, die mir empfahlen, mit meinen verstorbenen Lieben zu sprechen. Ich habe das als Quatsch abgetan.

Möglicherweise aus Angst, es könnte doch wahr sein. Aber ich durfte mich eines Besseren belehren lassen. Wir werden definitiv gehört und unsere Lieben sind auch immer bei uns. Wenn Sie irgendwo hinfahren, bitten Sie um Schutz. Dann werden Sie begleitet und beschützt. Sind Sohn oder Tochter in einer prekären Situation, bitten Sie auch hier das Universum, die Engel, Ihre Lieben, egal wie Sie sie nennen mögen, um Hilfe und Unterstützung. Dann werden Sie spüren, dass Sie unterstützt werden. Tag für Tag, Sekunde für Sekunde. Das ganze Leben lang. Ausgehend von dieser Erkenntnis und diesem Fühlen wird das Leben so viel leichter. Vertrauen und Zuversicht halten endlich Einzug in Ihr Leben.

So war es auch bei einem LKW-Fahrer, der für die Firma meines Opas arbeitete. Eines Tages war er mit einer Ordensschwester unterwegs im Westerwald, um Lebensmittel für ein Altenheim zu besorgen. Früher gab es noch die sogenannten Holzvergaser, d. h. ohne Holz fuhr das Fahrzeug keinen Meter. Fast am Ziel meinte Otto, der Fahrer: »Wir müssen umkehren, das Holz reicht nicht.« »Fahren Sie weiter, der heilige Josef hilft uns«, erwiderte die Schwester.

Plötzlich stand der Wagen. Otto war wütend. Die Schwester blieb ruhig und wiederholte ihre Aussage.

Doch – siehe da – ein anderes Fahrzeug kam vorbei, hielt an und das benötigte Holz wurde umgehend geliefert. Otto staunte, fuhr lachend weiter und rief begeistert: »Jetzt glaube ich auch an den heiligen Josef.«

Es geht auf Ihrem Lebensweg nicht darum, möglichst viel materielle Güter anzuhäufen, denn das letzte Hemd hat bekanntlich keine Taschen. Es geht darum, wirklich zu leben, um Erfahrungen machen zu dürfen. Wenn Sie am Ende Ihrer Lebensreise stehen, wovon möchten Sie dann berichten? Wie viel Umsatz Sie jedes Jahr in Ihrer Firma erreicht haben? Mich hingegen erfüllt es mit Stolz und Dankbarkeit, auf meiner Lebensreise die chronische Gesundheit der Menschen vielleicht auch nur ein wenig unterstützt haben zu können. Wenn nur eine Person dieses Buch liest und dadurch wieder mehr Lebensmut und Gesundheit erlangt, dann war und ist das alles hier genau richtig.

Dass das Leben einfach ist, sage ich nicht. Jedoch können Sie selbst entscheiden, ob Sie aus den vielen Steinen, die Ihnen im Laufe Ihrer Lebensjahre in den Weg gelegt wurden, doch lieber eine Brücke bauen.

Seit einiger Zeit begleitet mich ein wundervoller Spruch, den ich Ihnen hier darlegen möchte. Denn meiner Meinung nach hat jeder unfassbar viel Lebensmut, wenn er vor einer scheinbar verschlossenen Tür steht. Es liegt aber an Ihnen, ob Sie sich trauen, einfach hindurchzugehen. Haben Sie den Mut, es lohnt sich! Wer weiß, welch wundersame Informationen Sie hinter der geheimnisvollen Türe erwarten, denn:

Was für die Raupe das Ende bedeutet, ist für die Welt ein Schmetterling.

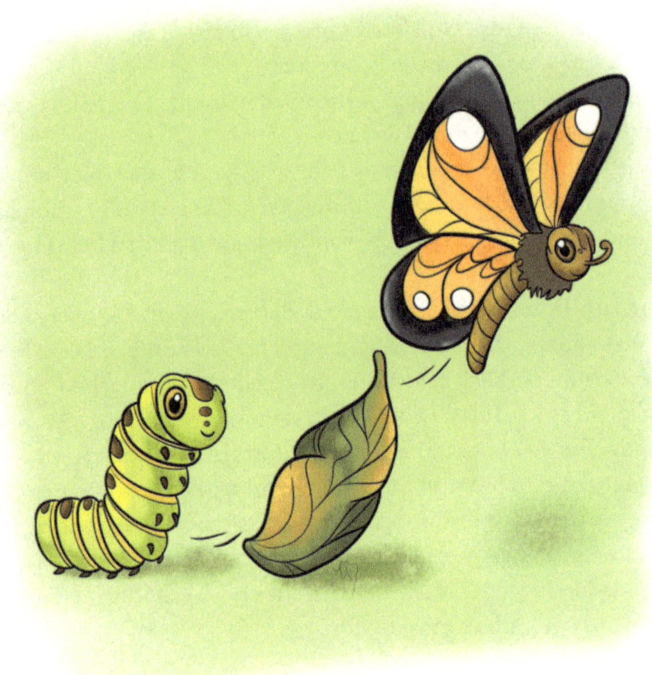

Mein wertvoller TIPP für Sie:

Geben Sie Ihre Träume niemals auf! Lassen Sie sich von Keinem sagen, was Sie zu machen und lassen haben. Hören Sie auf Ihre Intuition, auf sich selbst.

SIE, lieber Leser, sind der wertvollste Mensch in Ihrem Leben. Haben Sie sich das schon einmal morgens vor dem Spiel mit einem Lächeln im Gesicht gesagt? Seien Sie sich Ihres Wertes bewusst. Sollten andere abfällig über Sie sprechen, bedenken Sie, dass das für den Betreffenden ein Zeichen fehlenden Selbstbewusstseins ist. Denn ich kann zu einem anderen Menschen nur das sagen, was ich selbst in mir auffinde.

Lächeln Sie einfach nur. Sie werden überrascht sein, welche Reaktionen es hervorruft.

Checkliste für Ihre Gesundheit

Viele Patienten und Kunden fragen mich nach einer Art Checkliste, um ihre Reise in die chronische Gesundheit beginnen zu können. Das ist eine wundervolle Idee, wie ich finde und die ich sehr gerne umsetze. Diese möchte ich Ihnen nun zum Schluss mit auf Ihre Lebensreise geben. Vielleicht kann sie Sie ein wenig dabei unterstützen, Ihren Ist-Zustand zu beleuchten.

IST-ZUSTAND	ALTERNATIVE
Welche und wie viele Weizenprodukte nehme ich täglich zu mir?	Ersetzen Sie Weizenprodukte durch Roggen, Dinkel, Hafer und Amarant.
Welche und wie viele Kuhmilchprodukte nehme ich täglich zu mir?	Butter und Sahne sind erlaubt, alles andere ersetzen Sie bitte Schritt für Schritt durch Hafer-, Dinkel- oder Kokosdrinks o. ä.
Wie viel und was trinke ich?	Trinken Sie mindestens 1,5 Liter stilles Wasser am Tag. Starten Sie morgens vor dem Frühstück idealerweise mit einem Glas warmen Wasser, ansonsten funktioniert auch Tee. Gerne können Sie auch eine Tasse Kaffee pro Tag mit Genuss zu sich nehmen.

IST-ZUSTAND	ALTERNATIVE
Neige ich zu Blähungen, Durchfall oder Verstopfung?	Folgende Fragen sollten Sie sich bei diesen Vorkommnissen stellen: Verstopfung: Nehme ich genügend Flüssigkeit zu mir? Blähungen: Nach welchen Mahlzeiten tritt es auf? Durchfall: Tritt es nach Zuckerkonsum oder der Aufnahme von Milch auf? In allen drei Fällen gilt: Hier können drei Hafertage sowie abends ein gutes Probiotikum sinnvoll sein. Versuchen Sie es evtl. mit einer Stuhluntersuchung. Auf jeden Fall sollten Sie ein Gespräch mit einem Therapeuten aufsuchen, um die Darmflora zu optimieren.
Schmerzen nach dem Essen meine Gelenke?	Notieren Sie Ihre Nahrungsaufnahme. Zu viel Zucker kann Viren und Bakterien anfüttern, die sich dann in den Gelenken ablagern – je nach Schwachstelle Ihres Immunsystems.

IST-ZUSTAND	ALTERNATIVE
Schlafe ich nachts durch? Wann wache ich auf?	Aufwachzeiten geben Hinweise auf Organprobleme. Ein Aufwachen zwischen 1.00 Uhr und 3.00 Uhr kann auf eine Leberschwäche hinweisen.
Bin ich schon nach 20 Treppenstufen außer Puste?	Hand aufs Herz: Liegt es an zu wenig Bewegung im Alltag? Zusätzlich kann nicht nur die falsche Ernährung, sondern auch Mikronährstoffmangel die Ursache sein. Fragen Sie sich, seit wann tritt es auf? Kann eine virale Erkrankung dahinterstecken?
Bewege ich mich oft genug im Alltag?	Vermeiden Sie Aufzüge und gehen Sie jeweils 30 Minuten am Tag spazieren. Sie werden den Aufschwung von Energie bald merken.
Wie ist mein soziales Umfeld? Bin ich energielos nach Telefonaten mit Freunden?	Trauen Sie sich auch einmal »Nein« zu sagen. Nur so können Sie Ihre Akkus aufladen und für andere da sein.

IST-ZUSTAND	ALTERNATIVE
Reagiere ich oft gereizt im Alltag, auch bei vermeintlichen Kleinigkeiten?	Auch hier gilt es, den Darm abzuchecken. Evtl. fehlen Mikronährstoffe für Ihren Darm sowie Ihr Gehirn. Nur dann können auch die Glückshormone gebildet werden.
Bin ich nach dem Essen oft müde?	Müdigkeit kann ein Zeichen dafür sein, dass Ihrem Organismus (Darm, Leber) Mikronährstoffe fehlen und die Nahrung nicht optimal verdaut werden kann. Ihr Darm ist regelrecht überlastet.
Welche Medikamente nehme ich ein?	Schauen Sie nach, ob sich die Medikamente, die Sie einnehmen, untereinander vertragen. Fragen Sie ggf. nach Alternativen und Vitalstoffen, um Lücken aufzufüllen, die durch die Medikamente entstehen (Arzt, Apotheker, Therapeut). Bitte beachten Sie: Jedes Medikament benötigt mehr Vitalstoffe, um verarbeitet zu werden.

IST-ZUSTAND	ALTERNATIVE
Welche Nahrungsergänzungsmittel nehme ich ein?	Lassen Sie von einem erfahrenen Therapeuten überprüfen, welche Sie tatsächlich benötigen. Zu empfehlen ist auf jeden Fall ein Vitamin-D-Check bei Ihrem Arzt oder Therapeuten.

Danksagung

Danke … sage ich zunächst Ihnen, lieber Leser. SIE haben das Wertvollste, was Sie besitzen – einen Teil Ihrer Lebenszeit – für *mein* Buch gespendet. Das ist nicht selbstverständlich, zeigt jedoch, dass Sie offen und neugierig sind für Dinge, über die im Alltag nicht immer gesprochen wird.

Danke sage ich auch allen lieben Menschen, die in meinen Lebenszug eingestiegen sind, und auch denen, die wieder ausgestiegen sind. Ihr habt mich besonders wachsen lassen. Letztere Zeitgenossen nenne ich immer liebevoll *Arschengel*.

Natürlich danke ich ganz besonders meinen Eltern, die mich immer ermutigt haben, meinen Weg zu gehen. Mein Vater, der als Flüchtling aus dem ehemaligen Polen mit Nichts hierherkam und sich mit eiserner Disziplin sein Studium finanzierte, begleitete das Schreiben dieses Buches von einer anderen Welt. Ich danke dir, Papa, für deine Liebe und Unterstützung. Diese andere Welt ist für uns scheinbar (noch) nicht sichtbar, jedoch wahrnehmbar.

Dankbar bin ich auch, dass unsere Mutter Hilde mit ihrer Liebe, ihrem Optimismus und Vertrauen immer noch auf dieser Seite der Welt zugegen sein darf und meine wertvollste Kritikerin (im positiven Sinne gesehen) ist. Ich danke dir von Herzen, dass du einen Teil deiner wertvollen Informationen mit uns in meinem Buch geteilt hast.

Danke sage ich ebenso von ganzem Herzen meinem wertvollen Bruder Burkhard, der schon im Alter von vier Jahren staunend am Nordseestrand vorbeifahrende Schlepper beobachtete und ausrief: »So ein Schiff fahre ich auch mal!« Er verwirklichte zielgerichtet seinen Traum und fuhr als junger Kapitän zur See auf große Fahrt. Es ist also möglich!

Danke sage ich meiner herzensguten Tante Gertrud, die mir die ganze Zeit auf meinem Blaubeerenweg zur Seite stand und mich seit kurzer Zeit ebenfalls von der anderen Seite aus begleitet.

Ich danke meiner Freundin Luci in Bayern, die mich damals mit enormer Hartnäckigkeit zu Tilli brachte und mich damit zu einem wesentlichen Schritt in die chronische Gesundheit bewegt hat.

Danke an Ulrich Hebel, der auch mit fast 93 Jahren – voller Energie sprühend – mit seinen Lebenserinnerungen mein Buch bereichert hat.

Ich danke Herrn Seibert für seine immer wertschätzenden und mutmachenden Impulse sowie den unerschütterlichen Glauben an mich und seine wertvolle Unterstützung.

In diesen stürmischen Zeiten danke ich sehr Jens Steller, der unsere Blaubeerenwelt und die Informationsmedizin mit Urvertrauen, Empathie, Freundschaft und Kompetenz begleitet und uns gemeinsam wachsen lässt.

Ich danke der lieben Joyce Nassar für ihre wertvollen Impulse und Wegbegleitung auf eine außergewöhnliche und sehr spezielle Art und Weise.

Ich danke allen, die mich weiterhin ermutigen meinen Weg zu gehen, sei es den Weg der Blaubeere oder den Weg der *Information als Medizin*.

Ich danke allen, die ich jetzt in der Aufzählung vergessen habe, denn es gibt noch unzählige liebevolle Menschen, die ich aufführen könnte. Für diesen Reichtum bin ich ebenfalls sehr dankbar. Ich bin dankbar, euch und Sie alle kennengelernt zu haben. Wer weiß, welch wundervolle Menschen noch Einzug in mein Leben halten?

Zuletzt danke ich von ganzem Herzen der Kraft der wilden Blaubeere. Sie hat mir gezeigt, dass ich letztendlich selbst wie eine Blaubeere bin. Ich durfte erkennen, dass ich nicht zu zerstören bin, sondern nach jedem Sturm mit einem noch größeren Licht in die Welt scheinen darf. Dieses Licht, mein Licht, werde ich weiter in die Welt hinausstrahlen.

Darauf, dass sich noch viele Lichter der chronischen Gesundheit anschließen!

Es grüßt Sie von Herzen
Ihre und Eure Jutta Suffner

Literaturverzeichnis

(1) https://www.bircher-benner.com/de/artikelinfo/von-der-heilkraft-des-wasser/; besucht am 10.03.2022.

(2) https://de.wikipedia.org/wiki/Information; besucht am 02.02. 2022.

(3) Spitzer, M., Dr. (2012). Digitale Demenz, Droemer Verlag, München.

(4) https://vitagate.ch/de/gesund_und_schoen/der_menschliche_koerper/gehirn/fakten; besucht am 06.03.2022.

(5) Batmanghelidj, F. Dr. (2003). Sie sind nicht krank, sie sind durstig. 14. Auflage, VAK Verlags GmbH, Kirchzarten.

(6) Batmanghelidj, F. Dr. (2003). Sie sind nicht krank, sie sind durstig. 14. Auflage, VAK Verlags GmbH, Kirchzarten, Seite 145.

(7) Batmanghelidj, F. Dr. (2003). Sie sind nicht krank, sie sind durstig. 14. Auflage, VAK Verlags GmbH, Kirchzarten, Seite 21.

(8) https://www.kneipp.com/de_de/kneipp-wissen/5-saeulen-kneipp/wasser/; besucht am 04.02.2022.

(9) https://www.physik.nat.fau.de/files/2018/06/Augenmodell.pdf; besucht am 20.05.2022.

(10) https://www.youtube.com/watch?v=4nYDYxXy0-U (Min. 9:52); besucht am 12.10.2021.

(11) https://www.youtube.com/watch?v=4nYDYxXy0-U (Min. 9); besucht am 11.10.2021.

(12) https://welcheswasser.de/wp-content/uploads/2013/04/Wasser-Der-Informationsspeicher.pdf; besucht am 11.10.2021.

(13) Emoto, M. Dr. (2011). Die Botschaft des Wassers. 10. Auflage, KoHA-Verlag, Burgrain.

(14) https://www.heute.at/s/kuh-mit-brille-vr-fuer-bessere-milchproduktion-100184170; besucht am 01.02.2022.

(15) https://www.dasgehirn.info/wahrnehmen/sehen/sehen-kein-selbstverstaendliches-wunder; besucht am 02.02.2022.

(16) https://www.empathie-lernen.de/spiegelneuronen-emotionale-empathie; besucht am 02.02.2022.

(17) https://de.statista.com/statistik/daten/studie/168069/umfrage/taegliche-internetnutzung-durch-jugendliche/; besucht am 15.02.2022.

(18) https://www.t-online.de/gesundheit/krankheiten-symptome/id_86587360/who-prognose-weltweit-werden-mehr-menschen-schlechte-augen-haben.html?msclkid=15f66505b05111eca3f37355776f5d61; besucht am 02.02.2022.

(19) https://www.sein.de/alternatives-sehtraining-sehen-ohne-augen/; besucht am 03.02.2022. (20) https://idw-online.de/de/news74631; besucht am 05.05.2021.

(20) https://idw-online.de/de/news74631; besucht am 05.05.2021.

(21) https://kulturfonds-frm.de/projekte-archiv/124-gustav-mahler-8-sinfonie-sinfonie-der-tausend; besucht am 01.02.2022.

(22) https://nyaspubs.onlinelibrary.wiley.com/doi/abs/10.1111/j.1749-6632.2011.06405.x; besucht am 01.02.2022.

(23) https://www.apa.org/monitor/2013/11/music; besucht am 01.02. 2022.

(24) Levitin, D. Ph. Dr. (2007). This is Your Brain on Music, Penguin books LTD, London.

(25) https://pubmed.ncbi.nlm.nih.gov/21062776/; besucht am 10.10. 2021.

(26) https://www.researchgate.net/publication/350690926_The_Effect_of_Music_on_Heart_Rate_Variability_Review/fulltext/60a21e48299bf14769a2ea1b/The-Effect-of-Music-on-Heart-Rate-Variability-Review.pdf?origin=publication_detail; besucht am 01.10.2021.

(27) https://www.wissenschaft.de/umwelt-natur/britische-forscher-ruhige-musik-im-kuhstall-bringt-mehr-milch/; besucht am 02.02.2022.

(28) https://www.vetzentrum-bgl.de/die-hundenase-welt-der-tiere-welt-der-wunder; besucht am 01.02.2022.

(29) https://pubmed.ncbi.nlm.nih.gov/32891278/; besucht am 09.10. 2021.

(30) https://pubmed.ncbi.nlm.nih.gov/32379683/; besucht am 10.10. 2021.

(31) https://pubmed.ncbi.nlm.nih.gov/7949692/; besucht am 10.10. 2021.

(32) https://www.youtube.com/watch?v=ERBAE4BGT7o; besucht am 01.09.2021.

(33) https://www.brandeins.de; besucht am 01.02.2022.

(34) https://www.youtube.com/watch?v=0YwT_Gx49os, besucht am 01.03.2020.

(35) https://www.raum-und-zeit.com/bewusstsein/remote-viewing/; besucht am 05.05.2020.

(36) William, A. (2016). Medical Food. 4. Auflage, Arkana Verlag, München, Seite 323.

(37) https://www.aok.de/pk/magazin/wohlbefinden/entspannung/13-farben-ihre-psychologische-wirkung/; besucht am 05.05. 2020.

(38) https://www.evidero.de/blaubeeren-sind-gesund; besucht am 01.01.2020.

(39) https://ichgcp.net/de/clinical-trials-registry/NCT01245270; besucht am 05.05.2019.

(40) https://www.researchgate.net/publication/7693062_Anthocyanins_in_aged_blueberry-fed_rats_are_found_centrally_and_may_enhance_memory ; besucht am 01.04.2020.

(41) https://www.ncbi.nlm.nih.gov/books/NBK92770/; besucht am 01.03.2018.

(42) https://ichgcp.net/de/clinical-trials-registry/NCT03119597; besucht am 02.03.2019.

(43) https://de.wikipedia.org/wiki/Arzneimittel; besucht am 02.03. 2021.

(44) https://de.statista.com/statistik/daten/studie/371343/umfrage/verordnete-tagesdosen-antibiotika-in-der-ambulanten-vertragsaerztlichen-versorgung/; besucht am 01.10.2021.

(45) https://de.statista.com/statistik/daten/studie/311686/umfrage/weltweiter-arzneimittelumsatz-von-verschreibungspflichtigen-generika-und-originalpraeparaten/; besucht am 01.10.2021.

(46) https://de.statista.com/statistik/daten/studie/660571/umfrage/pro-kopf-arzneimittelverbrauch-von-gkv-versicherten-in-deutschland-nach-alter/#professional; besucht am 01.10.2021.

(47) https://de.statista.com/statistik/daten/studie/158088/umfrage/arzneimittelumsatz-in-apotheken-und-krankenhaeusern/; besucht am 04.03.2021.

(48) Gröber, U. (2019). Die 10 wichtigsten Nahrungsergänzungsmittel, SÜDWEST Verlag, München.

(49) https://www.aerzteblatt.de/nachrichten/70158/Report-Erwerbstaetige-erhalten-Medikamente-fuer-rund-250-Tage-im-Jahr; besucht am 03.02.2019.

(50) https://www.nejm.org/doi/full/10.1056/nejmoa1305189; besucht am 03.05.2019.

(51) https://sitn.hms.harvard.edu/flash/2016/just-sugar-pill-placebo-effect-real/; besucht am 03.05.2019.

(52) https://pubmed.ncbi.nlm.nih.gov/29090307; besucht am 05.07.2020.

(53) Schubert, C. Prof. Dr. Dr. (2021). Was uns krank macht, was uns heilt. Korrektur Verlag, Wien.

(54) Nehls, M. Dr. (2014). Die Alzheimerlüge. 2. Auflage, Heyne Verlag, München.

(55) https://pubmed.ncbi.nlm.nih.gov/27429752/; besucht am 01.09.2021.

(56) https://www.brucelipton.com/de/think-beyond-your-genes-august-2021/; besucht am 01.10.2021.

(57) Koch, M. Dr. (2021). Alt werde ich später. dtv Verlag, München.

(58) Holländer, G. A. (2005). Immunologie, Urban und Fischer Verlag im Elsevier, München.

(59) https://pubmed.ncbi.nlm.nih.gov/19385435/; besucht am 02.07.2021.

(60) https://www.ncbi.nlm.nih.gov/pmc/articles/PMC7498796/; besucht am 01.06.2020.

(61) https://dgn.org/presse/pressemitteilungen/multiple-sklerose-durch-das-epstein-barr-virus-kommt-die-ms-impfung/; besucht am 17.01.2022.

(62) https://pubmed.ncbi.nlm.nih.gov/18606967/; besucht am 07.09.2020.

(63) https://coimbraprotokoll.de/; besucht am 02.03.2019.

(64) https://www.destatis.de/DE/Themen/Branchen-Unternehmen/Transport-Verkehr/Publikationen/Downloads-Querschnitt/broschuere-verkehr-blick-0080006139004.pdf?__blob=publicationFile; besucht am 02.10.2021.

(65) https://www.youtube.com/watch?v=EPQ8VB5BOps; besucht am 11.06.2022.

(66) https://www.drei-hunde-nacht.de/ernaehrung-barf/vitamine/vitamin-c/; besucht am 02.03.2020.

(67) https://www.dge.de/wissenschaft/referenzwerte/vitamin-c/?L=0; besucht am 10.10.2020.

(68) Gröber, U. (2011). Mikronährstoffe. 3. Auflage, Wissenschaftliche Verlagsgesellschaft Stuttgart, S.115.

(69) https://de.wikipedia.org/wiki/Physiologische_Zellregeneration; besucht am 01.01.2019.

(70) https://www.focus.de/gesundheit/ratgeber/verdauung/alle-paar-jahre-erneuert-sich-der-koerper-der-sieben-jahres-mythos-sie-sind-viel-juenger-als-sie-glauben_id_5238290.html; besucht am 10.10. 2021.

(71) https://www.youtube.com/watch?v=Ssh8_aSXruU; besucht am 02.02.2022.

(72) https://www.bundesgesundheitsministerium.de/themen/praevention/gesundheitsgefahren/infektionskrankheiten/mrsa.html; besucht am 01.10.2021.

(73) https://flexikon.doccheck.com/de/Herz; besucht am 01.09.2021.

(74) https://www.dw.com/de/spektakuläres-netz-die-fakten-über-unser-gefäßsystem/av-16800954; besucht am 01.09.2021.

(75) https://www.researchgate.net/publication/6372730_The_little_brain_on_the_heart; besucht am 01.04.2019.

(76) Dispenza, J. MD. (2019). Werde übernatürlich. 6. Auflage, KOHA Verlag, Dorfen, Seite 233.

(77) https://www.dasgehirn.info/handeln/meditation/warum-meditation; besucht am 10.10.2021.

(78) https://www.herzbewusst.de/wie-funktioniert-unser-herz/das-herz-gehirn; besucht am 09.102021.

(79) Church, D. (2018). Geist über Materie, Momanda Verlag, Rosenheim.

(80) Warnke, U. Prof. Dr. (2013). Quantenphilosophie und Interwelt, Scorpio Verlag, München.

Buchempfehlungen und hilfreiche Plattformen

Bircher-Benner, M. Dr. (2005). Ordnungsgesetze des Lebens. 1. Auflage, Bircher-Benner Verlag, Bad Homburg.

Bircher, A. Dr. (2015). Heilbuch für Magen-Darm Kranke, Bircher-Benner Verlag, Bad Homburg.

Gröber, U. (2019). Die wichtigsten Nahrungsergänzungsmittel, Südwest Verlag, München.

Koch, M. Dr. (2021). Alt werde ich später, dtv Verlag, München.

Nehls, M. Dr. (2017). Die Alzheimerlüge. 2. Auflage, Heyne Verlag, München.

Schubert, C. Prof. Dr. Dr. (2021). Was uns krank macht, was uns heilt. 3. Auflage, Korrektur Verlag, Wien.

Spitzer, M. Dr. (2012). Digitale Demenz, Droemer Verlag, München.

Spitz, J. Prof. Dr. Akademie für menschliche Medizin. Plattform für Spitzen-Gesundheit und Prävention, www.spitzen-praevention.de.

Von Aufschnaiter, U. (2019). Deutschlands kranke Kinder, tredition Verlag, Hamburg.

Voelpel, S. Prof. (2020). Die Jungbrunnenformel, Rohwolt Verlag, Hamburg.

Weitere Publikationen des Mentoren-Verlages

»Die Anzeichen von Mobbing bleiben vor allem zu Beginn häufig im Verborgenen und werden selbst vom späteren Opfer oftmals nicht frühzeitig erkannt.«

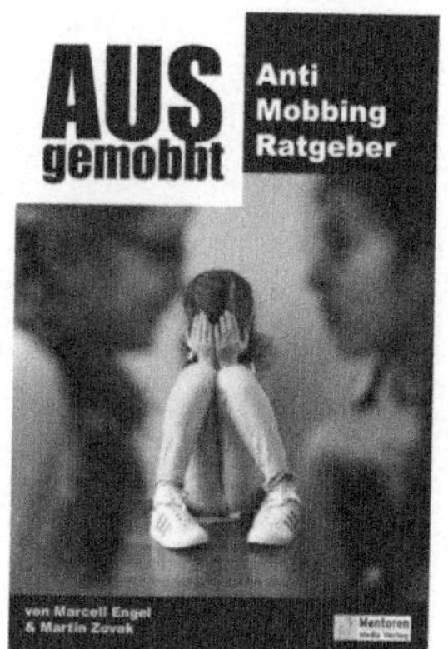

Marcell Engel & Martin Zovak
AUSgemobbt
Anti Mobbing Ratgeber
104 Seiten
Mentoren-Media-Verlag
ISBN: 978-3-98641-018-6
€ 9,95 [DE]

Mobbing findet überall statt: in der Schule, am Arbeitsplatz, innerhalb der Familie und im Internet. Erfahren Sie in diesem Kompaktbuch, wie Sie sich gegen Mobbing wehren und künftig vermeiden, zum Mobbingopfer zu werden. Außerdem erfahren Sie als Elternteil, Lehrkraft oder auch Zeuge von Mobbing, wie Sie derartige Angriffe künftig möglichst schnell erkennen und was Sie dagegen unternehmen können.

In diesem Ratgeber erfahren Sie,

- wie Mobbing entsteht,
- wie Sie Mobbing erkennen,
- welche Maßnahmen Sie ergreifen sollten,
- wie Sie sich insbesondere bei Cybermobbing verhalten sollten,
- wo Sie bei Mobbing Hilfe finden.

»Im täglichen Hamsterrad des Tuns verlieren wir uns. Die Zeit für Einkehr und Innenschau nehmen wir uns nicht. Jeden Tag schauen wir auf unsere To-Do-Listen und haben das Gefühl, das Leben ist eine unendliche Anstrengung.«

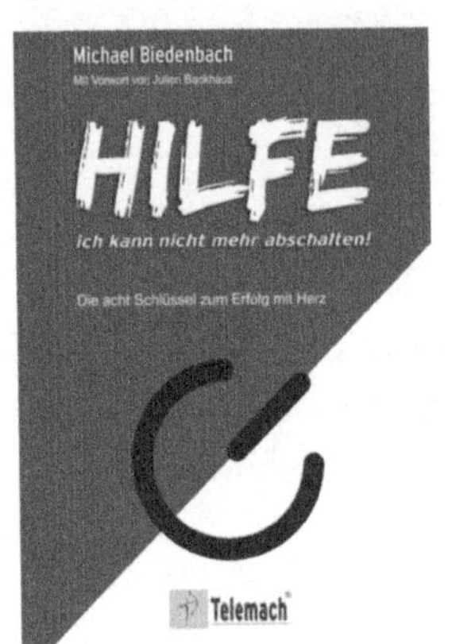

Michael Biedenbach
Hilfe, ich kann nicht mehr abschalten!
Die acht Schlüssel zum Erfolg mit Herz
228 Seiten
Telemach-Verlag
ISBN: 978-3-98641-015-5
€ 17,95 [DE]

Dieses Buch hilft dem Gesundheitsrisiko Nr.1 des 21. Jahrhunderts (nach Ansicht der WHO) zu begegnen: Stress. Es liefert Techniken und Tipps gegen Stress und schafft das nötige Bewusstsein, wie du künftig wieder abschalten kannst. Michael Biedenbach stellt dir acht Erfolgsschlüssel vor, die dir zu einem glücklichen und erfüllten Leben verhelfen, trotz eines intensiven und aufreibenden Jobs.

Die Erkenntnisse zu den acht Schlüsseln werden ergänzt durch Erfolgsinterviews, die der Autor mit der Golflegende Frank Adamowicz, der PR-Expertin und Promi-Coach Jane Uhlig, dem Promi-Personaltrainer Ralf Ohrmann, dem Project Manager bei younity Yann Weibel und dem Ex-Fußball- und Bundesliga-Profi Thomas Sobotzik führte.

»Wir bereiten uns auf alles vor, doch wenn wir über jenen Abschnitt unseres Lebens sprechen, der – im besten Fall – der längste unseres Lebens ist, lassen wir uns in der Regel treiben.«

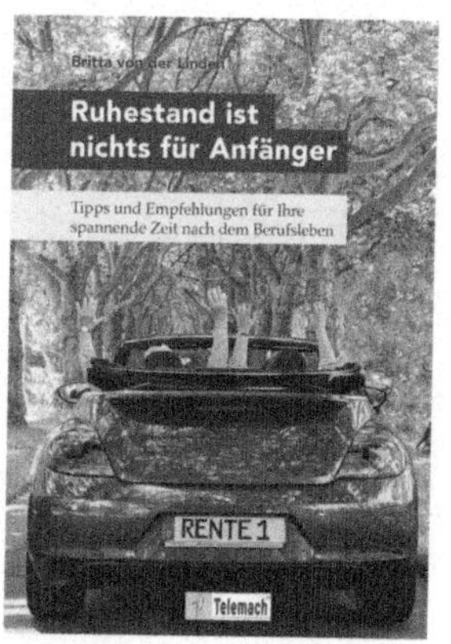

Britta von der Linden
Ruhestand ist nichts für Anfänger
Tipps und Empfehlungen für
Ihre spannende Zeit nach dem Berufsleben
236 Seiten
Telemach-Verlag
ISBN: 978-3-98641-012-4
€ 24,95 [DE]

Mit dem Ruhestand beginnt der dritte große Lebensabschnitt und damit auch die vermutlich spannendste Lebensphase. Sämtliche Erfahrungen, die wir während unserer Kindheit und Jugendjahre sowie in unserem Berufsleben sammeln konnten, können wir nun in diesem Lebensabschnitt integrieren.

Wenn Sie alles richtig anstellen, dann beginnt nun Ihre vermutlich beste Zeit Ihres Lebens. Doch das ist einfacher gesagt, als es sich umsetzen lässt. Britta von der Linden unterstützt Sie Schritt für Schritt dabei, Ihren Ruhestand zu planen, die neu gewonnene Zeit sinnvoll und erfüllend zu nutzen, und hilft Ihnen, eine Struktur für diesen neuen Lebensabschnitt zu schaffen.

»Wer mutig sein und am eigenen Mutpotenzial arbeiten möchte, muss natürlich den subjektiven Elementen auf die Schliche kommen.«

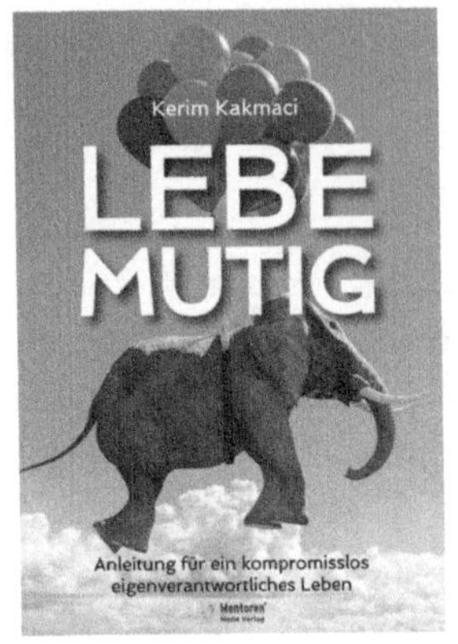

Kerim Kakmaci
LEBE MUTIG
Anleitung für ein kompromisslos eigenverantwortliches Leben
260 Seiten
Mentoren-Media-Verlag
ISBN: 978-3-98641-025-4
€ 24,95 [DE]

Wir zwängen unser Leben meist in einen Rahmen aus Erwartungen und Möglichkeiten, den andere für uns erschaffen haben. So leben wir weit unter unserem Potenzial, statt unserem Herzen zu folgen und zum machtvollen Schöpfer unseres Lebens zu werden. Doch dein Mut lässt sich erlernen und trainieren. Die mutigen Macher unter uns sprengen ihre Ketten und übernehmen Eigenverantwortung in allen Lebensbereichen, angefangen bei Berufung & Lebenssinn über Gesundheit, Liebe & Beziehungen und Geld bis hin zur Spiritualität.

In diesem Buch zeigt Kerim Kakmaci, wie auch du mutig über dich hinauswachsen kannst, um ein erfolgreiches, glückliches und erfülltes Leben zu führen. Du lernst deinen eigenen Werterahmen so abzustecken, dass er dir und der Erreichung deiner Ziele dienlich ist und dabei alte und limitierende Glaubenssätze über Bord zu werfen, und damit selbst zum mutigen Erschaffer deiner Lebensrealität zu werden. Anhand wissenschaftlicher Theorien und praxiserprobter Methoden leitet dich der Autor Schritt für Schritt in Richtung Eigenverantwortung.

»Jeder Mensch ist einzigartig und hat einen einzigartigen Blick auf die Dinge, auf das Geschehen, auf die Welt, auf die Menschen.«

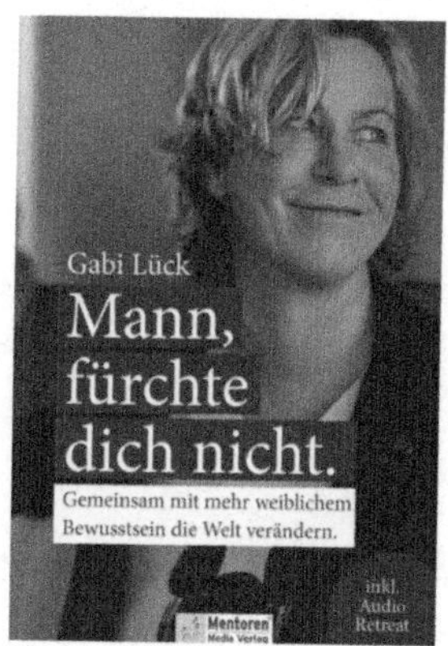

Gabi Lück
Mann, fürchte dich nicht.
Gemeinsam mit mehr weiblichem
Bewusstsein die Welt verändern.
236 Seiten
Mentoren-Media-Verlag
ISBN: 978-3-98641-011-7
€ 24,95 [DE]

Unsere Welt denkt und handelt weitgehend männlich. Konkurrenzdenken, Wettbewerb und Ellbogenmentalität stehen dadurch ganz oben in der Agenda. Das betrifft die Wirtschaft ebenso wie Politik und unser gesellschaftliches Miteinander. Diese Haltung führt unweigerlich zu einem Kollaps, der bereits jetzt beginnt, wenn wir einen Blick auf die Krisenherde dieser Welt werfen.

Was wir jetzt benötigen, ist ein Mindshift, um uns stärker dem weiblichen Denken zuzuwenden und ein notwendiges Umdenken einzuleiten. Besser spät als nie. Dabei geht es nicht um ein Dominanzsystem von Frau und Mann, sondern um die weiblichen und männlichen Anteile, die jeder in uns trägt. Gabi Lück zeigt auf, wie sich die Polarisierung stoppen lässt und stattdessen diese Kräfte miteinander verbunden werden können.

»Was ist das Wichtigste beim Lernen? Das Wichtigste beim Lernen ist, dass du vermeidest, das Gelernte wieder zu vergessen.«

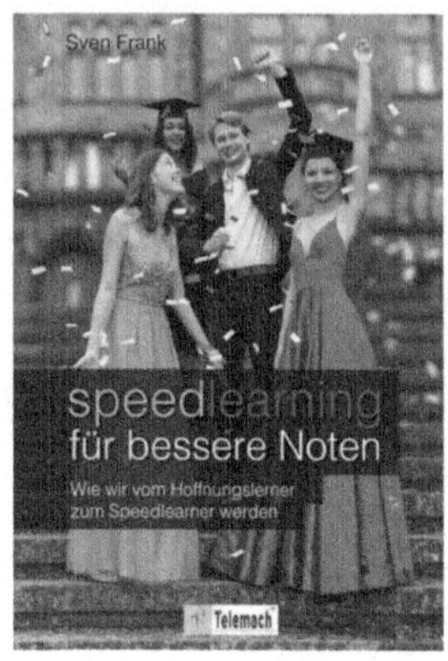

Sven Frank
Speedlearning für bessere Noten
Wie wir vom Hoffnungslerner zum Speedlearner werden
276 Seiten
Telemach-Verlag
ISBN: 978-3-98641-017-9
€ 19,95 [DE]

Die Anforderungen in der Schule nehmen immer mehr zu. Hoher Lerndruck führt bei knapp zwei Drittel aller Schülerinnen und Schülern zu regelmäßigem Stress. Dieses Buch hilft dabei, das Schulwissen so schnell wie möglich und so zuverlässig wie nötig zu lernen. Es ist eine ideale Ergänzung zum Schulunterricht, da nicht erklärt wird, was man lernen soll, sondern wie der Lernstoff viel schneller, leichter und nachhaltiger erarbeitet werden kann.

In diesem Buch zeigt Sven Frank, wie Schülerinnen und Schüler vom Hoffnungslerner zum Speedlearner werden. Abgestimmt auf das jeweilige Unterrichtsfach werden verschiedene Methoden, die das gehirngerechte Lernen unterstützen, sowie Techniken zur Konzentrationsverbesserung vorgestellt. Es wird dargestellt, wie Düfte, Musik und Getränke eingesetzt werden können, um den Lernstoff schnellstmöglich zu verinnerlichen. So macht Lernen nicht nur Spaß, sondern es funktioniert auch auf eine beinahe verblüffende Weise.